# Diga NO a las ⬛⬛⬛
## del co⬛⬛⬛

Si está interesado en recibir información
sobre nuestras publicaciones,
envíe su tarjeta de visita a:

**Amat Editorial**
Comte Borrell, 241
08029 - Barcelona
Tel. 93 410 67 67
Fax 93 410 96 45
e-mail: info@amateditorial.com

# Dr. Lester R. Sauvage

# Diga NO a las enfermedades del corazón

## Prevención y tratamiento

Carol P. Garzona
*Consultora de prevención*

Kathryn D. Barker
*Artista, médico y calígrafa*

Warren A. Berry
*Director de Computer Graphics & Medical Photography*

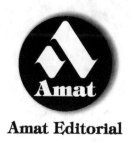

**Amat Editorial**

**Exoneración de responsabilidad.** El autor, sus colaboradores y el editor de este libro han hecho todos los esfuerzos razonables para garantizar la precisión e integridad de la información contenida en el mismo. La atención sanitaria es dinámica, y es lógico que las nuevas investigaciones incorporen conocimientos que pueden modificar las recomendaciones clínicas actuales en un futuro. El autor, sus colaboradores y el editor se declaran eximidos de cualquier responsabilidad o cargo por daños o lesiones a las personas o a las cosas en que se incurra, como consecuencia directa o indirecta del uso y aplicación de cualquiera de los contenidos de este libro. Es responsabilidad del lector conocer y seguir las instrucciones de los profesionales de la atención sanitaria quienes tienen un conocimiento concreto de las circunstancias particulares del lector.

La edición original de esta obra ha sido publicada en lengua inglesa por Better Life Press, LLC, Washington, con el título: *You can Beat Heart Disease: Prevention & Treatment*
Autor: Lester R. Sauvage
Traducción: Emili Atmella
Diseño cubierta: J. Xicart
© 2000, 2001, 2002, Lester R. Sauvage
y para la edición española
© Editorial Amat, S.L., Barcelona, 2003
ISBN: 84-9735-063-4
Depósito Legal: B-44.656-2002
Fotocomposición gama, s.l.
Impreso por Talleres Gráficos Vigor, S. A. - Sant Feliu de Llobregat (Barcelona)
Impreso en España - *Printed in Spain*

# Índice

---

1. No se trata del glosario habitual a base de definiciones. Más bien contiene una serie de mini-descripciones de los aspectos clave muy fácil de entender. Si lo lee al principio posiblemente descubrirá que ha adquirido una visión más amplia, que le permitirá aplicar con más facilidad los consejos que reciba en otras secciones del libro.

# Prefacio

Este libro **trata** de todos y cada uno de nosotros, y está destinado a todos y cada uno de nosotros.

Es un libro sobre el corazón y los vasos sanguíneos que examina los prodigios de nuestra anatomía, fisiología, bioquímica, biofísica e incluso de la espiritualidad.

Ningún científico o ingeniero podría imaginar que es capaz de diseñar y construir un sistema de bombeo, distribución e intercambio que pueda funcionar de forma tan eficiente y efectiva como nuestro sistema cardiovascular.

Lo más sorprendente de todo, es que se espera que este sistema funcione perfectamente, sin parar, de ochenta a cien años o más, incluso tratándolo mal de forma continuada.

Sin embargo, como sucede con todos los sistemas complejos los fallos y averías son inevitables, y tal como el Dr. Sauvage y sus colaboradores indican, las enfermedades cardiovasculares son la primera causa de muerte, provocando más fallecimientos que el cáncer, los accidentes y las infecciones juntos. Así pues, nos importa mucho saber más de las enfermedades cardiovasculares para que seamos capaces de reconocer y reaccionar ante las señales de aviso con el objetivo de evitar la invalidez y la muerte provocadas por ataques al corazón, accidentes vasculares cerebrales, hipertensión, insuficiencia renal, ceguera, capacidad de deambular disminuida, amputación de miembros, formación de aneurismas y hemorragias.

Otra razón importante para estar informados sobre nuestro sistema cardiovascular es que tratar con enfermedades del corazón y de los vasos sanguíneos exige a menudo que deba escogerse entre diferentes pruebas diagnósticas, medicamentos, intervenciones quirúrgicas y cambios de estilo de vida. Creo que es importante que toda persona afectada tenga un papel importante en la toma de estas decisiones. Afortunadamente, ha pasado ya mucho tiempo desde cuando los médicos decían a sus pacientes «Esto es lo que necesita», a lo que los pacientes respondían disciplinadamente: «Lo que usted diga, usted es el médico».

En la actualidad la elección recae preferentemente sobre el paciente, en tanto que el papel del médico es el de proporcionar información para ayudar al paciente a tomar la decisión. Por desgracia, en muchas ocasiones se necesita o se desea más información de la que muchas consultas médico –paciente proporcionan.

Esta es la razón por la que este libro, **Diga NO a las enfermedades del corazón: prevención y tratamiento**, es tan importante. Describe con palabras, ilustraciones y radiografías claras, sencillas y fácilmente comprensibles lo que hace el sistema cardiovascular, cómo está hecho, cómo funciona, qué ocurre cuando enferma y no funciona, y qué se puede hacer para que vuelva a funcionar.

Fundamentalmente el libro está basado en la experiencia de toda una vida del Dr. Lester Sauvage, un renombrado cirujano cardiovascular y director de investigación, que ha pasado treinta y tres años de su vida reparando los corazones y vasos sanguíneos de miles de pacientes agradecidos. ¿Qué mejor modo de aprender a entender el sistema cardiovascular humano que reconstruirlo un día sí y otro también? ¿Quién puede entender mejor el funcionamiento de un Ferrari que un veterano mecánico de la famosa escudería?

A pesar de que el Dr. Sauvage es cirujano, no todas las alternativas terapéuticas que se tratan en este libro tienen que ver con las clásicas manipulaciones quirúrgicas de cortar y coser. Las nuevas técnicas con catéteres, mínimamente invasivas, también se describen y comentan de forma apropiada. Con frecuencia se trata de elegir entre operar o no operar, un procedimiento a base de catéter o una intervención quirúrgica importante. Con la ayuda de sus médicos, los pacientes bien informados son capaces de tomar estas importantes decisiones.

Hay otra lección, posiblemente incluso más importante, que aprender de este libro. La lección es que las enfermedades cardiovasculares pueden minimizarse y, en muchos casos, evitarse si cuidamos nuestros cuerpos y nuestras mentes, evitando todo aquello que ya sabemos que perjudica al corazón y vasos sanguíneos: fumar, una alimentación inadecuada, no hacer ejercicio físico, acumular exceso de peso, y soportar un grado de estrés importante. Por otra parte, también deberíamos practicar en mayor medida algunas de las cosas que sabemos que disminuyen el riesgo de padecer una enfermedad cardiovascular como, por ejemplo, seguir la «Dieta para una vida mejor» (páginas 135-150), hacer ejercicio de forma regular y tomar medicamentos antioxidantes y antiagregantes plaquetarios.

Estas estrategias de prevención encajan perfectamente con el bien conocido refrán que afirma que un gramo de prevención equivale a un kilo de curación.

Ningún sistema sanitario puede tratar y curar todas las enfermedades. Y es entonces cuando la responsabilidad recae sin duda sobre los hombros de todos y cada uno de nosotros. Como individuos, y colectivamente, como sociedad, depende de nosotros el cuidar nuestro sistema cardiovascular, y debemos empezar a hacerlo desde nuestra juventud, para posibilitar que este complejo sistema funcione sin problemas hasta que seamos muy mayores al menor coste médico posible.

El Dr. Sauvage y su equipo nos han prestado un gran servicio a todos al proporcionarnos tal cantidad de información de valor de forma tan concisa. Ahora depende de nosotros darle un buen uso.

*Dr. Jerry Goldstone*

Profesor de Cirugía
Western Case Reserve University School of Medicine

Jefe de la División de Cirugía Vascular
University Hospitals of Cleveland, Cleveland, Ohio

# Descripción general

Con esta edición de **Diga NO a las enfermedades del corazón: prevención y tratamiento**, viajará a través de su propio organismo y su increíble sistema cardiovascular. Le ayudará a disfrutar de una vida sana y prolongada .

En **Diga NO a las enfermedades del corazón: prevención y tratamiento**, ponemos a su alcance información médica vital, incluyendo la «**Dieta para una vida mejor**», que puede salvarle la vida.

En **Diga NO a las enfermedades del corazón: prevención y tratamiento**, descubrirá lo que necesita para derrotar al asesino más importante del mundo occidental, las enfermedades del corazón, y a dar más valor a cada nuevo día. Gracias a ello añadirá años de vida sana y conseguirá que sean años de auténtica alegría.

Después de leer **Diga NO a las enfermedades del corazón: prevención y tratamiento**, tendrá un conocimiento más amplio de cómo funciona su organismo. Esta información le permitirá proteger sus arterias evitando que se endurezcan y que no se produzcan coágulos en su interior. Las arterias endurecidas y los coágulos provocan ataques al corazón, accidentes vasculares cerebrales, hipertensión, insuficiencia renal, disminución de la capacidad de esfuerzo, amputación de miembros, formación de aneurismas y hemorragias. Estas enfermedades matan a más personas que el cáncer, los accidentes y las infecciones juntos.

Es bastante más positivo prevenir una enfermedad que tratarla una vez instaurada. Puesto que la forma en que vivimos determina en gran manera la continuidad de la salud en todas las arterias de nuestro cuerpo, es por lo que queremos destacar el papel fundamental de cada uno de nosotros en el mantenimiento o recuperación de la salud. Este libro le indicará cómo hacerlo.

Hay todavía otra razón por la que **Diga NO a las enfermedades del corazón: prevención y tratamiento** es importante: el coste creciente de la atención sanitaria... La cruda realidad económica es que nuestra población de jubilados está aumentando rápidamente y exigiendo una atención de alta tecnología. Esto podría llevar a la quiebra del sistema de salud tan pronto como a principios del presente siglo XXI. Se trata de matemáticas muy sencillas: menos gente paga y más gente recibe. Algo hay que hacer.

Para que el sistema económico siga siendo solvente a medida que un mayor número de ciudadanos vive más tiempo, debemos disminuir el coste médico total de mantener en buen estado de salud a nuestros conciudadanos de más edad. Cada uno de nosotros tiene una responsabilidad consigo mismo, con nuestros hijos y con nuestra sociedad para escoger un estilo de vida que nos ayude a vivir tan saludablemente como sea posible. Tomar las decisiones adecuadas es, de hecho, una obligación de ciudadanía responsable.

Nuestro objetivo como sociedad debe ser el de proporcionar la mejor atención posible a todos los que la necesitan. Sin embargo, para que esto sea económicamente viable, debemos disminuir el número de personas que precisan un tratamiento costoso. Por ello pedimos a todos los que lean este libro que adopten un estilo de vida que contribuya a que este objetivo se convierta en realidad y también que animen a otras personas a hacer lo mismo. Todos juntos podemos empezar a lograrlo desde ahora mismo.

Este libro **Diga NO a las enfermedades del corazón: prevención y tratamiento**, *puede ayudarle a disfrutar de una vida sana y prolongada que precise sólo un mínimo de atención sanitaria costosa.*

# Objetivo

El objetivo de este libro es la consecución del saber y conocimientos necesarios para vencer a los principales asesinos del mundo occidental, **el endurecimiento de las arterias** y **la formación de coágulos.** La victoria aumentaría la esperanza de vida, disminuiría sufrimientos, aumentaría la felicidad y, simultáneamente, reduciría el elevado coste de la atención médica. Estos objetivos deben conseguirse porque las enfermedades del corazón y las arterias debidas a las dos patologías mencionadas antes matan a más personas que el cáncer, los accidentes y las infecciones juntos.

En esta formidable lucha en beneficio de la humanidad, todos nosotros estaremos inspirados por la majestad de la creación y por la paz y felicidad de la vida, cuando ésta se compromete en la ayuda al prójimo. Tenemos un gran respeto por el universo, el mundo y, especialmente por el cenit de la creación divina: el ser humano.

Sabemos que llegará un día en que todos tendremos que pasar por el portal de la muerte en nuestro camino hacia la eternidad. Sin embargo, no hay razón alguna para promover el sufrimiento y la muerte prematura llevando un estilo de vida que provoque el endurecimiento de nuestras arterias, y su agotamiento a una edad temprana ocupadas por coágulos.

En vez de ello, comprometámonos a derrotar las enfermedades del corazón y las arterias a través de cómo hemos escogido vivir. La importancia de esta elección contrasta con el hecho de que la mayoría de la gente escoge francamente mal en este test vital. Como consecuencia, millones de conciudadanos morirán prematuramente debido al endurecimiento de sus arterias y a la formación de coágulos. Este libro le ayudará a pasar todos los años de vida que le quedan libre del riesgo mortal de las enfermedades del corazón y las arterias.

# Reconocimientos

Estoy profundamente agradecido a las siguientes personas por su inestimable contribución que ha hecho posible que este libro vea la luz:

Mis colaboradores del The Hope Heart Institute –**Eli Chiavello y Carol Alto**– merecen el mayor reconocimiento por su imprescindible ayuda para conseguir que la segunda edición de este libro fuera posible.

**Mary Ann Harvey**, redactora médica del The Hope Heart Institute, por su asesoramiento en los aspectos de gramática y redacción.

**Josh Rosenfeld**, del Departamento de Investigación Clínica del Instituto, por su labor de búsqueda y comprobación de muchos de los oscuros pero increíbles hechos sobre nuestro asombroso organismo que están incluidos en el libro.

**Dr. Jeffrey D. Robinson** y **Dr. Philip J. Vogelzand,** del Departamento de Radiología del Providence Seattle Medical Center por su asesoramiento en radiología.

**Dr. Peter A. Demopulos; Dr. Milton T. English; Dr. Bert Green; Dr. C. Gordon Hale; Dr. Tom R. Hornsten; Dr. Peter B. Mansfield; Dr. Michael Martin; Dr. Gary E. Oppenheim** y **Dr. David C. Warth**, del Providence Seattle Heart Center por su labor de actualización en cardiología y cirugía endovascular coronaria.

**Dr. Michael Zammit**, del Providence Seattle Vascular Center por su tarea de actualización en cirugía vascular periférica.

**Tomas H. De Buys**, abogado, amigo, paciente cardiaco de los doctores **Donald W. Miller, Jr** y **Peter A. Demopulos,** y estudioso investigador de la química de los lípidos en el cuerpo humano, por la redacción del manuscrito y por haberme enseñado tantas cosas.

**Renee Belfor, Susie Wang** y **Allison Evert** del Departamento de Nutrición del Providence Seattle Medical Center por su asesoramiento en temas de nutrición.

**Dr. Robert H. Knopp,** por su colaboración en el diseño de la dieta para una vida mejor.

**Keith Fujioka** y su equipo del Pacific Vascular Laboratory en el Providence Seattle Medical Center por su asesoramiento en los temas relativos a ultrasonidos.

**Dick Delson** por sus importantes consejos e inestimable colaboración en la redacción del manuscrito.

**Stan Emert,** por su imprescindible labor a todos los niveles y en todas las fases de este proyecto, incluyendo el diseño y desarrollo de planes eficaces para llevar este libro a la mayor audiencia posible.

**Arthur Nakata** por el diseño de la portada que capta de forma muy precisa el espíritu de este libro.

**A mi familia,** por su leal apoyo y estímulo durante todo este jubiloso empeño, especialmente a **mi querida esposa Mary Ann** por sus inestimables consejos respecto a todos los aspectos de este proyecto y a nuestro **hijo John**, por su contribución fundamental en conseguir que este libro se comprendiera e interesara a todo tipo de lectores.

A **Jerry Goldstone**, por escribir el Prefacio y a muchas otras personas que también han recomendado este libro, mi más profundo agradecimiento. Ellas son:

**Dr. Wiley F. Barker**

**Dr. John J. Bergan**

**Dr. Christopher K. Zarins**

# Reconocimiento especial

Durante treinta y tres años de mi vida, he tenido la suerte de llevar a cabo mi práctica quirúrgica en el Providence Seattle Medical Center. De esta experiencia puedo afirmar que no hay un lugar mejor para recibir una atención amable y cariñosa en un marco de alta calidad científica.

En la práctica médica actual es fácil que se pierdan las relaciones humanas. Sin embargo, las atenciones que se dispensan en el Providence Seattle Medical Center me animan. Su abnegado personal aún se preocupa de todos y cada uno, incluyendo a los más pobres y desvalidos.

# Reconocimiento especial

# Estrategias para vencer
# las enfermedades del corazón

En este libro encontrará...

**conceptos** generales,

**información** específica,

y **recomendaciones** claras

... que le ayudarán a vencer a las enfermedades del corazón.

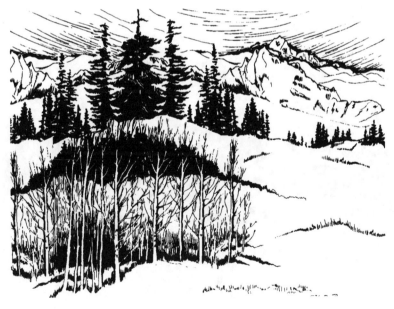

*... Perspectivas...*

# 1

# El cuerpo humano

## INTRODUCCIÓN

Pocos activos son más valiosos que una buena salud, un regalo precioso al que raramente damos todo su valor hasta que lo perdemos.

En las páginas que siguen aprenderá qué debe hacer para mantener su corazón y sus vasos sanguíneos sanos. Este libro será una gozosa aventura en el aprendizaje de cómo disfrutar de una vida prolongada, sana y feliz libre de los destrozos ocasionados por las enfermedades de las arterias que provocan ataques al corazón, accidentes vasculares cerebrales, hipertensión, insuficiencia renal, disminución de la capacidad de esfuerzo, amputación de miembros, aneurismas y hemorragias.

Describiremos cómo el proceso patológico más frecuente en el mundo occidental –*el endurecimiento de las arterias y la formación de coágulos*– hace que muchas arterias se *obstruyan* y algunas menos *revienten.* Explicaremos cómo se puede impedir que esto suceda. No obstante, si las medidas preventivas se han iniciado demasiado tarde o no han sido eficaces, también le indicaremos cómo se pueden reparar o reemplazar las arterias dañadas por medio de la cirugía.

Cuando los niveles en sangre de algunos tipos de colesterol y otras grasas son elevados, estas sustancias químicas (llamadas lípidos) se propagan por dentro de la pared arterial ocasionando la formación de placas (engrosamientos). Otros tipos de lípidos protegen las arterias. Alrededor de algunas de las placas se producen depósitos calcificados haciendo que aquéllas se endurezcan. Este endurecimiento es el que da a la enfermedad su nombre popular, *endurecimiento de las arterias.* El término médico es *arteriosclerosis.*

Las placas engrosan la pared arterial, estrechan el conducto circulatorio, y pueden hacer que la superficie en contacto con la sangre circulante se vuelva rugosa y ulcerada. Las placas pueden ser duras o blandas. La mayoría de las placas blandas son pequeñas y no aumentan de tamaño.

En el centro de las placas blandas puede formarse un material graso y aceitoso. Este núcleo de lípidos está recubierto a menudo por una capa extremadamente delgada de tejido fibroso propensa a quebrarse. Si esto sucede, el material graso que está dentro del núcleo invade el conducto circulatorio donde puede provocar que la sangre se coagule (un proceso a través del cual el líquido se convierte en una masa gelatinosa). Si la capa de una **placa blanda** de una arteria coronaria del corazón se **rompe,** puede haber riesgo de muerte. **Esta es la causa más frecuente de ataques al corazón.** Aunque con menor frecuencia, los ataques al corazón también pueden ser ocasionados por coágulos que se forman en la superficie enferma de las placas duras que está en contacto con la sangre circulante.

En determinadas personas, la arteriosclerosis afecta a las arterias de forma distinta, en especial a la aorta (la arteria mayor). En lugar de *obstruir* el conducto circulatorio, la arteriosclerosis debilita la pared de la aorta de tal forma que la presión sanguínea la dilata y forma unas bolsas llamadas *aneurismas* que pueden reventar y provocar una hemorragia fatal.

Cerca del 45% de todas las muertes que tienen lugar en el mundo industrializado son causadas por arterias obstruidas y aneurismas debidos a la arteriosclerosis. Esta impresionante cifra es un 50% mayor que el número de muertes ocasionadas por todos los tipos de cáncer. De hecho, es superior a la cifra global de personas que mueren de cáncer, accidentes e infecciones.

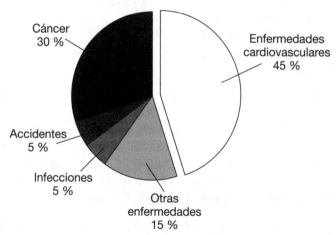

**Figura 1a.** Causas de muerte en los países industrializados.

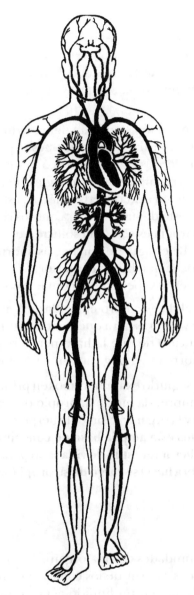

**Figura 1b.** «Los salvavidas de nuestro interior: las arterias».

No obstante, antes de que se deprima por la siniestra amenaza que representan la *arteriosclerosis y la formación de coágulos* que provocan el **95%** de las muertes debidas a enfermedades del corazón y las arterias en el mundo occidental, tenemos *buenas noticias que contarle. La aplicación adecuada de las* *medidas de prevención que se describen en este libro podría llegar a impedir hasta el 90% de estas muertes prematuras.* Estas medidas preventivas también podrían salvar sus pulmones del enfisema, prevenir muchos tipos de cáncer, especialmente de pulmón, y evitar la obesidad, la diabetes tipo II de los adultos, la ceguera y la insuficiencia renal. Se trata de gozar de buena salud prácticamente «a la carta».

Si las medidas de prevención se aplican demasiado tarde o bien no funcionan suficientemente, todavía hay esperanza puesto que la mayoría de arterias dañadas por la arteriosclerosis y los coágulos o por la formación de aneurismas pueden repararse o reemplazarse quirúrgicamente. Aun a pesar de ello, los pacientes que se someten a una intervención de este tipo deben seguir cuidándose al máximo el resto de sus vidas para que los resultados sean óptimos. Esto es así porque la cirugía es sólo una solución de tipo mecánico para un problema estructural. La cirugía no corrige las anormalidades bioquímicas subyacentes que provocan que la parte interior de la pared arterial se endurezca y forme coágulos en la superficie en contacto con la sangre circulante.

El **objetivo principal** de este libro es ayudarle a mantener sus arterias libres de obstrucciones y roturas para que pueda seguir disfrutando de salud o para recuperarla en caso de que la haya perdido, para que viva muchos años, y para que se ahorre muchos gastos en cuidados médicos.

Para ayudarle a conseguirlo examinaremos en primer lugar tres temas que contribuirán a que comprenda mejor su propio organismo. Estos temas son la *célula*, el *ciclo de vida* y la organización del cuerpo en *once principales sistemas de órganos*. **Analizaremos esta amplia base de conocimientos imprescindible para que usted pueda llevar un estilo de vida sano para el corazón y para el espíritu, lo que le permitirá hacerse cargo de su propia salud.**

## LA CÉLULA

Las células son las unidades de vida organizada más pequeñas. Ellas son los componentes básicos a partir de los cuales se forman todos los tejidos y órganos. Las células flotan en un líquido acuoso transparente llamado líquido intersticial. Cada célula es en sí misma un mundo único. Alrededor de 100 billones (100.000.000.000.000) de células forman nuestra estructura física de seres adultos.

El oxígeno estimula las reacciones químicas que las células necesitan para llevar a cabo sus complejas funciones. Las células nerviosas descargan impulsos eléctricos. Las células musculares se contraen. Las células del estómago segregan jugos digestivos. Cada tipo de célula tiene su propia función específica.

La parte exterior de la célula está formada por una membrana compuesta en su mayor parte de fosfolípidos, un tipo de grasa especial. Esta composición grasa hace que la membrana sea insoluble en agua y le permite contener los elementos acuosos de la célula. La otra tarea fundamental de la membrana es regular de forma selectiva lo que entra y sale de la célula. Entran oxígeno, agua, nutrientes y otras sustancias químicas, mientras que salen dióxido de carbono y otros productos de desecho.

El interior de la célula está formado por un material blando, semilíquido, como de gelatina llamado *citoplasma*. Por todo el citoplasma se ubican muchas estructuras, entre las que se encuentran unas denominadas *ribosomas* que producen proteínas, y otras llamadas *mitocondrias,* que producen la energía que necesita la célula.

En la parte central de la célula se encuentra un corpúsculo redondeado llamado núcleo. Está formado por un material gelatinoso recubierto por una membrana grasa. Dentro del núcleo se encuentran alrededor de 100.000 grupos especializados de los reguladores químicos de la vida, las moléculas **ADN (á**cido **d**esoxirri**bon**ucleico), denominadas *genes*.

Los genes son moléculas ADN que inician, dirigen y detienen la vida. Se agrupan en conjuntos específicos llamados *cromosomas*, que se dividen cuando una célula se reproduce. Las nuevas células tienen el mismo número de cromosomas que su célula madre.

El núcleo de todas las células de nuestro cuerpo tiene cuarenta y seis cromosomas, con la excepción del óvulo de la hembra y el esperma del varón, que tienen veintitrés. El ADN de cada gen envía un mensajero químico llamado **ARN (á**cido **rib**onucleico) al interior del citoplasma para hacer que los ribosomas produzcan un determinado tipo de proteínas.

A través de sus mensajeros ARN, el ADN de los genes dirige la fabricación de todas las proteínas del organismo, para su funcionamiento y desarrollo o bien para sustituir partes del mismo que ya no sirven. Las proteínas dan lugar a los enzimas que dirigen la fabricación de complejas sustancias químicas entre las que se encuentran las grasas y los hidratos de carbono.

El ADN de los cromosomas es también responsable de la perpetuación de la propia vida al proporcionar al óvulo y al esperma la capacidad de unirse para la reproducción de la especie.

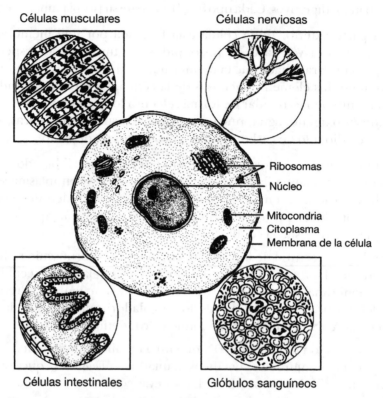

Distintos tipos de células

Células musculares

Células nerviosas

Ribosomas

Núcleo

Mitocondria

Citoplasma

Membrana de la célula

Células intestinales

Glóbulos sanguíneos

**Figura 2.** Representación esquemática de una célula «típica» y de diversos tipos de células. Sólo se muestran cuatro de las muchas estructuras distintas que hay en el interior de una célula «típica».

Cada célula que se forma debe nutrirse de la sangre que el corazón bombea a través del sistema circulatorio.

Hablaremos más adelante de las arterias, los capilares y las venas que componen dicho sistema (páginas 66 a 73). De momento sólo diremos que las arterias transportan la sangre desde la parte izquierda del corazón hasta los pequeños vasos sanguíneos llamados capilares que serpentean en los minúsculos espacios existentes entre las innumerables células del cuerpo.

El oxígeno, el agua, los nutrientes, y otras sustancias químicas que hay en la sangre pasan a través de las delgadas paredes de los capilares al líquido transparente en que las células flotan. Desde allí, estos compuestos imprescindibles para la vida se difunden en el interior de las células. Los productos de desecho, incluyendo el dióxido de carbono se propagan, en una secuencia inversa, desde las células a la sangre, ahora venosa, en el punto más extremo de los capilares. Desde allí, la sangre circula hacia las venas que la retornan al lado derecho del corazón.

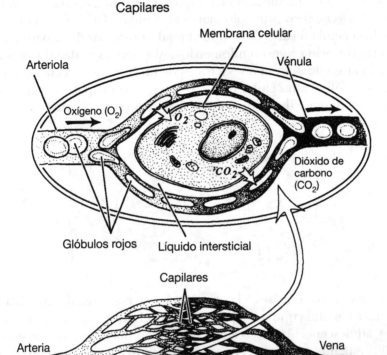

**Figura 3.** La sangre de los capilares nutre las células y elimina los productos de desecho de ellas. Los glóbulos rojos son mayores que los vasos capilares por lo que deben alargarse para pasar a través de ellos en fila uno tras otro. La sangre arterial se transforma en venosa a medida que pasa por los capilares y proporciona oxígeno a las células.

# EL CICLO DE LA VIDA

El cuerpo humano es una consecuencia maravillosa de la creación divina y humana. Surge de la unión de dos células generativas: una masculina, el *esperma*, y otra femenina, el *óvulo*, que forman una célula fertilizada denominada *cigoto*, cuyo principio marca el comienzo de una nueva vida humana. Esta célula fertilizada se une al tejido protector de la pared interna del útero, conocida como «endometrio». Allí el milagro de la creación prosigue a lo largo de nueve meses a través de una increíble secuencia de división y especialización celular en once sistemas principales. Luego nace la criatura, totalmente dependiente de los demás para cualquier necesidad y cuidado vital.

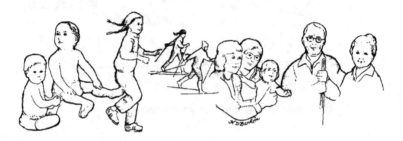

Después del nacimiento, el cuerpo del niño continúa desarrollándose y creciendo a medida que sus células se multiplican a lo largo de su infancia, niñez y adolescencia hasta alcanzar la edad adulta alrededor de los veinte años. En este momento el cuerpo pesa de veinte a veinticinco veces más de lo que pesaba en su nacimiento y se compone de, aproximadamente 100 billones de células. Comparando esta cifra con la población mundial, tenemos 20.000 *veces* más células en el cuerpo que personas habitan en este planeta. Sí, es difícil de creer... pero es cierto.

El agua supone alrededor del 60% del peso corporal. Un hombre de 90 kilos alberga en su cuerpo alrededor de 54 kilos de agua. Cerca de 4 kilos y medio están en la sangre. Unos 13 kilos y medio están en el líquido en el que flotan las células. Los 36 kilos de agua restantes se encuentran en sus células.

Sin agua para beber, sólo viviríamos unos cuantos días. No somos tan dependientes del agua como los peces, pero casi.

Aún más asombroso que el desarrollo físico de nuestro organismo lo es el desarrollo de nuestra parte espiritual que determina qué clase de persona seremos. Para que la parcela emocional y espiritual de nuestra vida se

El ciclo de la vida

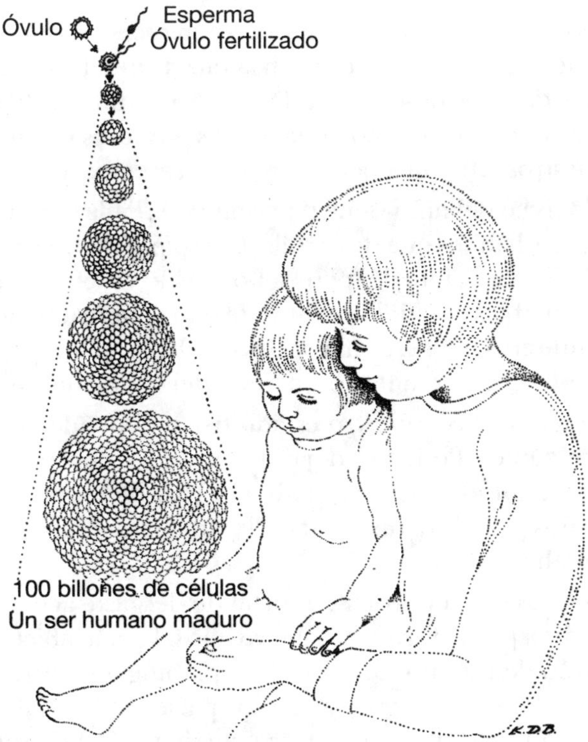

Óvulo

Esperma
Óvulo fertilizado

100 billones de células
Un ser humano maduro

**Figura 4.** Nuestro ciclo vital es un misterio que no puede compararse con ningún otro. Dos células se juntan para convertirse en una que a su vez se divide en dos, y estas dos en cuatro, y estas cuatro en ocho, y estas ocho en dieciséis, etc., hasta convertirse en un ente en desarrollo que ya se puede reconocer como ser humano a las cuatro semanas, con todos los sistemas de órganos principales adquiriendo forma. Las células se desarrollan de diversas formas. Algunas se transforman en células del corazón, otras en células del cerebro, y otras en células de los huesos, etc. El proceso de crecimiento continúa de forma infinitamente precisa y ordenada, dando lugar al nacimiento de una criatura humana desvalida nueve meses después de que haya sido concebida.

desarrolle de forma adecuada necesitamos recibir *amor* y *protección* durante nuestros primeros años de formación.

Nuestro cerebro es más complejo y posee una capacidad superior a la de cualquier ordenador que el hombre haya construido. Si los circuitos emocionales se crean de entrada para el odio y la ira, en vez de para el amor y la paz, va a ser muy difícil cambiarlos más adelante.

Los niños abandonados o los que sufren malos tratos desarrollan con frecuencia en sus cerebros un sistema de circuitos posesivo y egoísta que los lleva a convertirse en adultos infelices, a menudo con escaso sentido de la compasión o de la justicia. Estas deficiencias son la raíz de muchos de los problemas sociales actuales de nuestra sociedad. De hecho, el futuro depende mucho más del carácter y del estado emocional de los hombres y mujeres en que se convertirán nuestros niños que del dinero que sean capaces de ganar.

El desarrollo físico del niño viene determinado por la herencia, la dieta, el ejercicio físico y los hábitos que desarrolle. Como padres no podemos modificar el primer factor mencionado, pero sí podemos cambiar los demás puesto que somos responsables de cuidarlos durante sus primeros años de formación. A medida que nuestros hijos crecen y se desarrollan, nuestro papel es cada vez más el de ofrecerles guía y orientación, a través del *ejemplo* que les demos.

Cuando somos adultos, nuestro estado físico depende en gran manera de cómo nos cuidamos. Podemos dejar que nuestros cuerpos se vuelvan débiles y pesados, o, por el contrario, podemos vivir de forma verdaderamente sana, lo que nos permitirá disfrutar de la vida hasta una edad avanzada al menor coste médico posible.

La arteriosclerosis es un proceso mortal de desgaste acelerado provocado en gran medida por la forma en que vivimos, lo cual afecta a la parte interior de la pared de nuestras arterias. Esta patología endurece las arterias de un enorme número de personas en los países industrializados, siendo responsable de la mitad de las muertes ocurridas en dichos países al obstruirles los conductos circulatorios de estos vasos sanguíneos vitales o provocando que sus paredes se quiebren.

¡Sin embargo, hay esperanza! La mayoría de las personas puede impedir que este proceso de endurecimiento de las arterias se desarrolle o, si ya está instaurado, que progrese, escogiendo un estilo de vida sano de cuerpo y espíritu.

El propósito principal de este libro es ayudarle a usted, a sus hijos, a sus nietos en este proceso vital de selección.

Si escogemos las opciones correctas para llevar una vida sana, la mayoría de nosotros llegaremos a una edad avanzada con vitalidad, disfrutando de cada día de nuestra estancia en este mundo.

No obstante también tenemos que reconocer lo evidente, que «incluso un estilo de vida perfecto no puede impedir lo inevitable: algún día moriremos». Por consiguiente, a su debido tiempo y de la forma que consideremos oportuna, también deberíamos prepararnos para este tránsito a la eternidad, recordando que es *el vínculo que conecta con todo lo que está más allá.*

# LOS ONCE SISTEMAS PRINCIPALES DEL ORGANISMO

Somos algo más que una mera masa de células. Somos mucho más. Somos seres humanos y poseemos una profunda dimensión física, mental y espiritual. Nuestros componentes físicos son una maravilla de eficiencia técnica con mecanismos de control bastante más exactos que los de cualquier máquina.

Como seres humanos nos iniciamos en la concepción, nos desarrollamos, nacemos, continuamos creciendo, maduramos, envejecemos, y finalmente morimos. A lo largo de este increíble viaje nos movemos, dormimos, respiramos, comemos, bebemos, vemos, oímos, sentimos, olemos, percibimos sabores, hablamos, mantenemos la temperatura, digerimos los alimentos, eliminamos los residuos, reemplazamos partes que se estropean, curamos heridas, y mucho, mucho más.

Y nuestras dimensiones mentales y espirituales son aún más imponentes y misteriosas. Ellas nos permiten amar, tomar decisiones, crear, sentir profundamente, componer música, escribir poesía, registrar la historia, agradecer, perdonar, ver un propósito divino en nuestras vidas, y muchas cosas más. Somos la maravilla de la creación, distintos de todas las demás cosas de la tierra. ¿Y cómo es posible todo esto... simplemente a partir de dos células que se transforman en una?

Durante los días previos al nacimiento las células que se dividieron de nuestra estructura en desarrollo se diferenciaron en innumerables tipos de células que evolucionaron hasta llegar a formar los once sistemas principales de nuestro organismo. Examinaremos a grandes rasgos estos milagros de la creación en el orden que se muestra a continuación. Después, dedicaremos una atención especial al sistema cardiovascular para poder apreciar cómo está al servicio de cada una de los 100 billones de células de que consta nuestro ser físico en estado maduro. **Los once sistemas principales de nuestro organismo son:**

1. Sistema músculo-esquelético.
2. Sistema nervioso.
3. Sistema cardiovascular (descripción general).
4. Sistema hematopoyético (Formación de glóbulos rojos).
5. Sistema linfático/inmune.
6. Sistema respiratorio.
7. Sistema digestivo.
8. Sistema urinario.
9. Sistema endocrino.
10. Sistema reproductor.
11. Sistema de piel y anexos.

# 1. El sistema músculo-esquelético

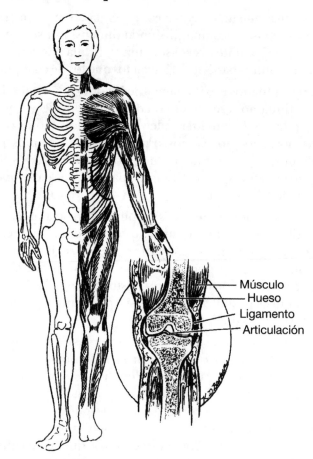

Músculo
Hueso
Ligamento
Articulación

**Figura 5.** El sistema músculo-esquelético es el que da forma a nuestro cuerpo y, junto al sistema nervioso es responsable de la capacidad de movimiento. Los huesos se conectan entre sí a través de unas conexiones movibles llamadas «articulaciones». Los músculos se originan en un hueso a uno de los lados de la articulación y se sujetan al hueso formando parte del otro lado de la articulación. Cuando estos músculos son estimulados a contraerse por el sistema nervioso, nuestros huesos y articulaciones se mueven y este movimiento nos permite pasear, correr, saltar y bailar.

Estamos firmemente convencidos de que la comprensión de la estructura y funciones de nuestro organismo nos ayudará a todos a vivir una vida con un corazón sano. El método más práctico de adquirir este conocimiento es examinar los aspectos esenciales de estos once sistemas del organismo.

## 2. El sistema nervioso

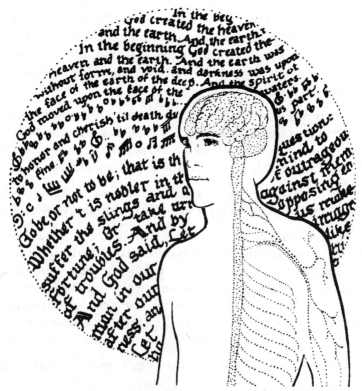

**Figura 6.** El sistema nervioso, compuesto por el cerebro, médula espinal y nervios, nos proporciona la capacidad del tacto, movimiento, equilibrio, visión, olfato, pensamiento, recuerdo, y muchas otras más. No obstante, de todas nuestras maravillosas capacidades humanas, las más misteriosas son la emocional y la intelectual, como por ejemplo nuestra capacidad para decir «te quiero», sentir compasión, distinguir el bien del mal, admitir el error, pedir perdón, escribir libros, identificar problemas, dar soluciones, inventar máquinas, tocar instrumentos musicales, tener un sentido de nuestro destino, rezar, y buscar una estrecha relación con Dios.

## 3. El sistema cardiovascular (descripción general)

El sistema cardiovascular consta de tres partes principales:

1. El **corazón** que bombea 40 millones de veces a lo largo de un año.
2. Una enorme red de **vasos** que, si se colocaran uno a continuación del otro formarían un tubo de cerca de 97.000 kilómetros de longitud.
3. La **sangre** que ocupa el sistema.

Hay dos conjuntos de tres tipos de vasos –las venas, las arterias y los capilares– que se conectan entre sí a través de los lados izquierdo y derecho del corazón, conformando una vía de circulación en forma de ocho continuo. Un conjunto de vasos, denominado circuito pulmonar, transporta sangre venosa a los pulmones y sangre arterial desde los pulmones. El otro conjunto de vasos, llamado circuito sistémico, transporta sangre arterial a las células y sangre venosa desde las células.

Cuando salen del corazón las arterias son grandes, luego se ramifican y progresivamente van empequeñeciendo. Los capilares son muy pequeños; alimentan a las células. Al principio las venas son pequeñas, luego se van juntando entre ellas, haciéndose cada vez mayores a medida que se acercan al corazón.

Las arterias transportan la sangre desde el corazón hasta los capilares; las venas transportan la sangre de regreso desde los capilares hasta el corazón.

La majestad del cuerpo humano puede simbolizarse por la inmensidad del sistema de vasos sanguíneos a través del cual el lado derecho del corazón bombea la sangre venosa a los pulmones y el lado izquierdo bombea sangre arterial a las células del organismo. La sangre arterial suministra a todas las células el oxígeno, agua, nutrientes y otras sustancias químicas que necesitan para sobrevivir y cumplir su función, en tanto que la sangre venosa elimina el dióxido de carbono y otros productos de desecho de las células.

Este asombroso sistema se presenta en detalle en las páginas 56 a 91.

## 4. El Sistema hematopoyético
### (Formación de glóbulos rojos)

El sistema hematopoyético produce las células y los fragmentos celulares que se encuentran en la sangre. Entre éstos se encuentran los glóbulos *rojos* que transportan oxígeno; los glóbulos *blancos* (granulocitos,[1] linfocitos y monocitos) que nos protegen de las infecciones y el cáncer; y las *plaquetas* (minúsculas partículas desprendidas de la médula ósea) que detienen las hemorragias y promueven la cicatrización. Estas células y las plaquetas se originan en un tejido en forma de panal llamado *médula ósea* que ocupa el interior de los huesos.

---

1. Cito = célula (del griego).

Arterias del organismo

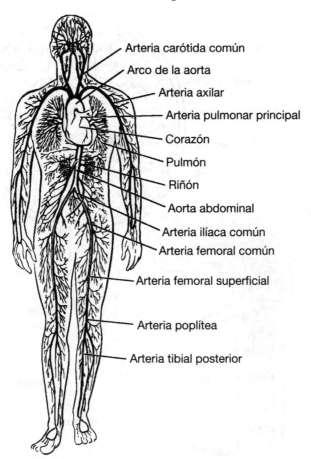

Arteria carótida común

Arco de la aorta

Arteria axilar

Arteria pulmonar principal

Corazón

Pulmón

Riñón

Aorta abdominal

Arteria ilíaca común

Arteria femoral común

Arteria femoral superficial

Arteria poplítea

Arteria tibial posterior

**Figura 7.** El sistema arterial. El lado derecho del corazón recibe sangre venosa pobre en oxígeno, de retorno a través de las venas sistémicas (no indicadas en la figura) del organismo, y la bombea a través de las arterias pulmonares a los capilares de los pulmones donde capta oxígeno, elimina dióxido de carbono, y de nuevo se convierte en sangre arterial. El lado izquierdo del corazón recibe esta sangre arterial de retorno a través de las venas pulmonares y la bombea a través de las arterias sistémicas a los capilares del organismo donde proporcionan oxígeno y eliminan el dióxido de carbono de las células convirtiéndose de nuevo en sangre venosa.

# El Sistema hematopoyético (Formación de glóbulos rojos)

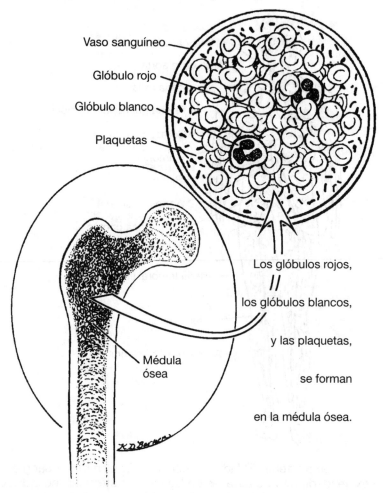

Vaso sanguíneo

Glóbulo rojo

Glóbulo blanco

Plaquetas

Los glóbulos rojos,

los glóbulos blancos,

y las plaquetas,

se forman

en la médula ósea.

Médula ósea

**Figura 8.** Los glóbulos rojos, los glóbulos blancos (granulocitos, linfocitos y monocitos) y las plaquetas se originan en el interior de los huesos, en el tejido en forma de panal denominado médula ósea.

El ciclo de vida de un glóbulo rojo es de unos cuatro meses, el de un granulocito seis horas, el de los distintos tipos de linfocitos entre unos cuantos días y muchos años, y el de una plaqueta alrededor de diez días. Cerca de dos millones y medio de glóbulos rojos, un millón de glóbulos blancos, y un millón y medio de plaquetas se destruyen cada segundo y son reemplazados por un número igual de nuevos glóbulos rojos, glóbulos blancos y plaquetas. Muchos otros tipos de equilibrio como éste tienen lugar en nuestro organismo.

Piense por un momento que, aunque Ford, Daimler Chrysler y General Motors se fusionaran, la nueva compañía nunca podría llegar a fabricar un coche por segundo, aun cuando fabricar un Cadillac es menos complicado que fabricar un glóbulo rojo.

La sangre se compone aproximadamente de un 40% de células y de un 60% de líquido. La mayoría de las células son rojas, aunque un pequeño porcentaje son blancas. El líquido, llamado *plasma*, contiene sustancias químicas especiales: sodio, potasio, calcio, magnesio, oxígeno, carbón, dióxido de carbono, proteínas, grasas, hidratos de carbono, colesterol, vitaminas, enzimas, hormonas, y muchas otras sustancias. Los latidos del corazón hacen posible que la sangre circule a través de los vasos sanguíneos y así pueda alimentar a todas las células del organismo con todo lo que precisan para sobrevivir y cumplir su función.

## 5. El sistema linfático/inmune

El sistema linfático se compone de los *vasos linfáticos* de pared muy delgada, conjuntos entremezclados de tejido linfático (*ganglios linfáticos),* un líquido claro y transparente llamado *linfa* (que se filtra de la sangre) que circula lentamente a través de este sistema, y los *linfocitos* (células que circulan en la sangre y en la linfa). La linfa vuelve a la sangre a través de un gran vaso linfático que se une a una gran vena en la parte izquierda de la base del cuello. **El sistema linfático tiene tres importantes funciones**: la primera *protegernos* de las infecciones crónicas y de los distintos tipos de cáncer; la segunda *refrescar* continuamente el líquido en el que flotan las células de tejido; y la tercera, *transportar* la grasa digerida desde el intestino a la sangre.

El sistema inmune se compone de *sistema linfático, bazo* y *timo.* Estos tres componentes protegen al organismo de bacterias, virus, hongos y células cancerosas. El bazo tiene el tamaño aproximado de una mano abierta y está ubicado en la parte superior izquierda del abdomen. El timo está situado en la parte superior anterior del tórax justo detrás del esternón. Es muy grande en la infancia, pero va disminuyendo de tamaño con la edad, siendo sustituido en gran parte por grasa en la edad adulta.

Algunos linfocitos producen unas proteínas especiales denominadas *anticuerpos,* que atacan a las bacterias, virus, hongos y células cancerosas. Estas proteínas circulan en la sangre donde se adhieren a la superficie de estos invasores y los destruyen. Los linfocitos siguen produciendo estas armas proteínicas durante largos períodos de tiempo, en ocasiones de forma permanente. Por ejemplo, la vacuna para la viruela se compone de un virus poco potente que provoca solamente una reacción leve. No obstante esta leve reacción confiere a la persona vacunada una inmunidad permanente de ser infectada por los virus potentes que provocan la enfermedad en grado severo.

El sistema linfático/inmune

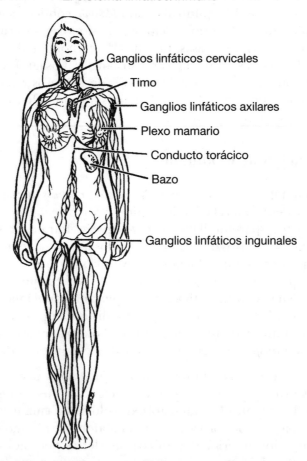

**Figura 9.** El sistema linfático/inmune es un mecanismo de defensa vital de nuestro organismo. La pérdida de incluso una pequeña parte del mismo –como ocurre con el SIDA cuando está en una fase avanzada– es normalmente fatal al cabo de uno o dos años después de haberse producido una infección por bacterias, hongos y virus, y frecuentemente también después de haberse desarrollado un cáncer.

# 6. El sistema respiratorio

El sistema respiratorio se compone de *tres partes*: una tracto respiratorio superior, uno medio y otro inferior. Este sistema tiene dos funciones prin-

**El sistema respiratorio**

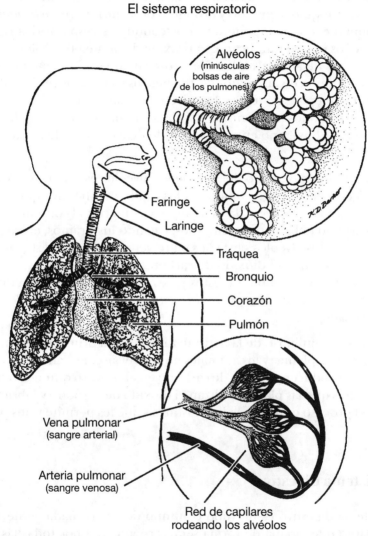

**Figura 10.** Este sistema está diseñado para proporcionar una amplia superficie de contacto entre la sangre pobre en oxígeno (de retorno del organismo) con la atmósfera. En esta reacción, la sangre que rodea los minúsculos alvéolos capta oxígeno para convertirse en sangre arterial y elimina dióxido de carbono.

~ 41 ~

cipales: en primer lugar, proporcionar oxígeno y eliminar dióxido de carbono de la sangre; y en segundo lugar, conjuntamente con el sistema nervioso, permitirnos hablar.

El *tracto respiratorio superior* consta de la nariz y la faringe. El *tracto respiratorio medio* se compone de la laringe (caja laríngea) y la tráquea con sus dos divisiones (bronquio izquierdo y bronquio derecho). El *tracto respiratorio inferior* (pulmones) se compone de unos conductos respiratorios cada vez más pequeños que se ramifican en aproximadamente 600 millones de minúsculas bolsas de aire (alvéolos) del grosor de una célula que tienen una superficie conjunta de alrededor de 186 metros cuadrados (el 71% de la dimensión de una pista de tenis). Los alvéolos están cubiertos en su superficie exterior por unos pequeñísimos vasos sanguíneos (*capilares)* del grosor de una célula. El oxígeno entra y el dióxido de carbono sale a través de estas paredes.

El contenido en oxígeno del aire de los alvéolos es superior al contenido en oxígeno de la sangre venosa en los capilares, mientras que el contenido en dióxido de carbono de esta sangre es superior al contenido en dióxido de carbono del aire de los alvéolos. Cuando inspiramos, el oxígeno se propaga desde los alvéolos hasta la sangre venosa y la convierte en sangre arterial, mientras que el dióxido de carbono se propaga desde la sangre a los alvéolos. El intercambio de estos gases permite a la sangre circulante *transportar oxígeno a todas las células del organismo* y *eliminar el dióxido de carbono de las mismas.*

El increíble equilibrio de la naturaleza se aprecia primorosamente en el modo en que las plantas y los animales utilizan el aire. Los animales utilizan el oxígeno y producen dióxido de carbono en el proceso químico oxidativo vital, mientras que las plantas utilizan el dióxido de carbono y fabrican oxígeno en el proceso químico de la fotosíntesis que les permite y nos permite vivir.

## 7. El sistema digestivo

El sistema digestivo es un tubo continuo de aproximadamente 12 metros de largo que circula de forma semi-serpenteante por todas las partes esenciales de nuestro organismo, empezando por la boca y terminando en el ano. Este sistema funciona como una «cinta transportadora» que se carga con suministros (alimentos) y líquidos (agua) en la boca, donde empie-

## El sistema digestivo

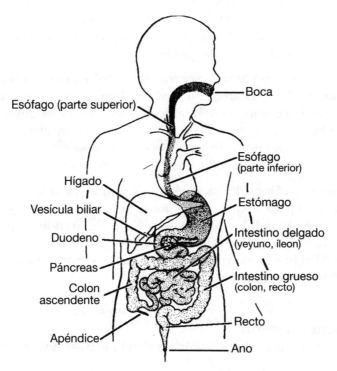

Boca

Esófago (parte superior)

Esófago (parte inferior)

Hígado

Estómago

Vesícula biliar

Intestino delgado (yeyuno, íleon)

Duodeno

Páncreas

Intestino grueso (colon, recto)

Colon ascendente

Recto

Apéndice

Ano

**Figura 11.** El sistema digestivo consta de una amplia superficie a través de la cual los alimentos se fraccionan en sus componentes básicos, que se absorben en la sangre y en la linfa, y son transportados al hígado para un proceso químico adicional.

za el proceso de digestión al masticar y tragar. El alimento ingerido y el agua se mueven lentamente a lo largo de la cinta, a través de un movimiento, de masaje, ondeante hacia delante de la «cinta» conocido como *peristalsis*. Los alimentos se digieren y fraccionan en unidades químicas más pequeñas a medida que pasan desde la boca al esófago y, a través del estómago hasta los intestinos.

Cuando los alimentos se fraccionan en subunidades de componentes químicos (hidratos de carbono complejos en azúcares, proteínas en aminoácidos, y grasas en ácidos grasos) debido a la acción de potentes enzimas digestivos segregados por las glándulas situadas en la boca, estómago, páncreas, duodeno e intestino delgado, estas subunidades son absorbidas por la sangre y la linfa (la linfa transporta las grasas digeridas a la sangre). Cargada con estas sustancias, la sangre circula hasta el hígado donde tiene lugar un proceso de formación de compuestos que el organismo necesita. El hígado, que pesa cerca de dos kilos, es la gran planta química del sistema digestivo; de hecho, de todo el organismo.

El hígado excreta un líquido verdoso llamado *bilis* que contiene colesterol. Este líquido fluye al exterior a través de los conductos biliares. La vesícula biliar, una bolsa saliente del conducto biliar principal, almacena bilis y después de las comidas, la vacía en el duodeno para ayudar a la digestión de los alimentos. Algunos componentes de la bilis se reabsorben en la sangre, son transportados al hígado, y se procesan de nuevo.

La acción peristáltica de los intestinos continúa para hacer circular las partes no digeridas de los alimentos (junto al exceso de agua, bilis, materia excretada por las glándulas intestinales, células desprendidas de la superficie intestinal, y bacterias no patógenas) a través del intestino delgado (yeyuno e íleon) al intestino grueso (colon y recto) y, por último, a través del ano al exterior del organismo.

## 8. El sistema urinario
### (Con comentarios sobre el riñón artificial y el trasplante de riñón)

El sistema urinario se compone de dos riñones, cada uno de ellos conectado por un tubo de drenaje (uréter) a la vejiga, de donde parte un solo tubo de drenaje (uretra) que vacía el contenido al exterior del organismo.

Los riñones tienen alrededor de 145 kilómetros de finos túbulos que son obras maestras de filtración y eficiencia química. Dichos túbulos eliminan productos de desecho, exceso de agua, y minerales sobrantes de la sangre; los concentra selectivamente; y luego excreta lo que queda en forma de un líquido amarillo llamado *orina*.

Si los riñones dejan de funcionar, el fallecimiento tiene lugar por lo general, al cabo de unos pocos días debido al aumento del potasio tóxico en la sangre que provoca un paro cardiaco. En caso de que los riñones fallen, su función será asumida por una máquina que «lava» la sangre o por un método de intercambio que pone líquido en el interior del abdomen y lo elimina unas pocas horas después. Estos métodos permiten que un gran número de pacientes cuyos riñones no funcionan puedan vivir durante muchos más años.

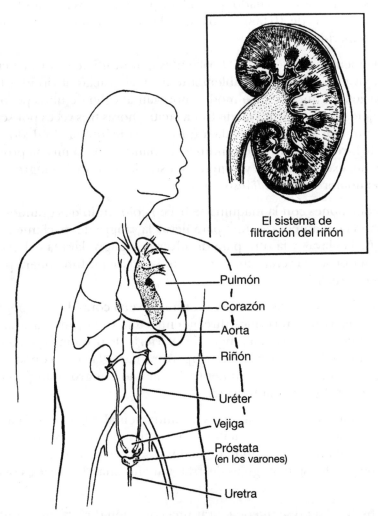

El sistema de
filtración del riñón

Pulmón

Corazón

Aorta

Riñón

Uréter

Vejiga

Próstata
(en los varones)

Uretra

**Figura 12.** Para mantener en equilibrio el contenido de agua y de sustancias químicas en la sangre, los riñones filtran cerca de 2 litros de sangre por minuto.

Si se dispone del riñón de un donante adecuado para ser trasplantado y las condiciones físicas del paciente son satisfactorias, puede ser posible llevar a cabo un trasplante. Por desgracia, esta solución lógica a un problema médico muy importante no es posible en muchas ocasiones porque hay muchos más pacientes con insuficiencia renal permanente que precisan tratamiento crónico a través del riñón artificial para seguir viviendo que donantes de riñones adecuados para el trasplante. En los Estados Unidos se llevan a cabo más de 10.000 trasplantes de riñón al año. La necesidad es bastante superior.

Actualmente más de 200.000 pacientes con insuficiencia renal crónica pueden vivir de forma razonablemente normal gracias al riñón artificial. Estos pacientes, que, de otro modo, morirían al cabo de unos pocos días, están sujetos al riñón artificial de tres a cuatro horas tres veces por semana. Cada vez que se conectan circula a través de la máquina alrededor de un cuarto de litro de sangre por minuto, eliminándose de la misma productos de desecho, exceso de agua y minerales. Este «lavado» de la sangre se conoce con el nombre de *hemodiálisis*.

Las conexiones con la máquina se hacen colocando dos grandes agujas en una vena del antebrazo, una para llevar la sangre del paciente a la máquina que la «lava» y la otra para devolver la «sangre lavada» al paciente. Cuanto mayor sea la vena y más fuerte su pared mejor funcionará para llevar a cabo la diálisis.

El mejor modo de disponer de un tipo de vena como la mencionada es hacer una apertura quirúrgica directa entre una vena y una arteria contiguas cerca de la muñeca. La sangre de la arteria de presión elevada se precipita rápidamente a través de esta apertura hacia la vena con sangre de baja presión y hace que ésta aumente de tamaño y engrose sus paredes en todo su recorrido por el antebrazo.

Estas modificaciones de la vena son fundamentales para que ésta pueda utilizarse eficazmente en el tratamiento con hemodiálisis tres veces por semana durante un largo período de tiempo. Sólo durante el primer año, la vena debe pincharse por agujas de gran tamaño unas 312 veces, como mínimo.

No obstante, si no se puede lograr una conexión directa entre una arteria y una vena contiguas, puede ser posible implantar un injerto de vaso sanguíneo artificial entre una arteria en una parte del antebrazo y una vena en otra parte del mismo. En este caso las agujas pinchan el injerto artificial.

Para el acceso a la hemodialisis es preferible, siempre que sea posible, la conexión directa de una arteria a una vena, puesto que dicha vena, normalmente, funcionará durante mucho más tiempo antes de cerrarse que un injerto artificial.

Algunos pacientes no pueden aprovecharse de la diálisis, porque no disponen de venas adecuadas que puedan pincharse para establecer conexiones adecuadas con el riñón artificial. Para este tipo de pacientes, existe un procedimiento denominado *diálisis peritoneal ambulatoria continua* que puede utilizarse en su lugar. Una ventaja de esta técnica es que los pacientes pueden moverse mientras se lleva a cabo este tipo de diálisis.

En este procedimiento, circulan de 2 a 3 litros de líquido de diálisis a través de un conector especial hasta la cavidad peritoneal (el espacio abdominal que contiene el estómago, intestinos e hígado) donde se le deja por varias horas y luego se drena al exterior. Luego se añade más líquido. El ciclo se repite de tres a cuatro veces diarias. El líquido se reemplaza a la hora de acostarse, se deja toda la noche y se drena al exterior al levantarse. Este ciclo repetitivo continua día tras día.

Durante el tiempo en que el líquido está en la cavidad peritoneal, los productos de desecho, el exceso de agua y los minerales sobrantes se eliminan cuando el líquido se drena al exterior. Aunque en cierto modo es menos eficiente que la hemodiálisis, la diálisis peritoneal es preferida por muchos pacientes que desean autoadministrarse el tratamiento en sus propios hogares, dado que este procedimiento es fácil de aprender y llevar a cabo.

La espectacular evolución científica en el tratamiento de la insuficiencia renal ha conducido a la creación de una especialidad médica llamada *nefrología* y a las especialidades quirúrgicas de *hemodiálisis* y *cirugía de trasplante de riñón*. Hoy en día, pocas personas mueren por insuficiencia renal en los países desarrollados.

## 9. El sistema endocrino

El sistema endocrino se compone de una serie de glándulas (pituitaria, tiroides, paratiroides, suprarrenales, islotes celulares de Langerhans (páncreas), ovarios en las hembras, y testículos en los varones) que producen unas sustancias químicas especiales llamadas *hormonas* que se segregan directamente en la corriente sanguínea, desde donde circulan hasta diversos órganos influenciando su función de forma vital.

Por ejemplo, la *glándula pituitaria* se conoce como la glándula «maestra» de nuestro organismo, debido a que segrega hormonas que controlan la función de otras glándulas endocrinas. También segrega una hormona que

El sistema endocrino

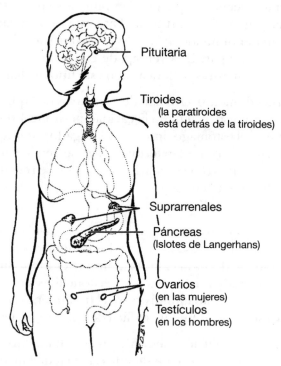

Pituitaria

Tiroides
(la paratiroides
está detrás de la tiroides)

Suprarrenales

Páncreas
(Islotes de Langerhans)

Ovarios
(en las mujeres)
Testículos
(en los hombres)

**Figura 13.** El sistema endocrino controla las reacciones químicas de nuestro organismo. Sin sus hormonas, moriríamos al cabo de pocos minutos.

controla el crecimiento y otra que permite a los riñones reabsorber el agua necesaria desde los túbulos de filtración. Sin esta última hormona moriríamos en pocas horas por la pérdida de agua.

La *glándula tiroides* segrega una hormona llamada *tiroxina* que regula el ritmo metabólico de nuestro organismo. Esta hormona determina la velocidad de nuestro «motor».

La *glándula paratiroides* segrega una hormona llamada *paratormona* que controla el contenido en calcio de nuestro organismo, lo cual a su vez influencia el latido cardiaco, la contracción de los músculos, y la estructura de los huesos.

Las *glándulas suprarrenales* segregan diversas hormonas; una de ellas llamada *adrenalina,* nos permite, en momentos de estrés o peligro, disponer del grado de aceleración instantáneo que necesitamos para reaccionar por

# El sistema reproductor

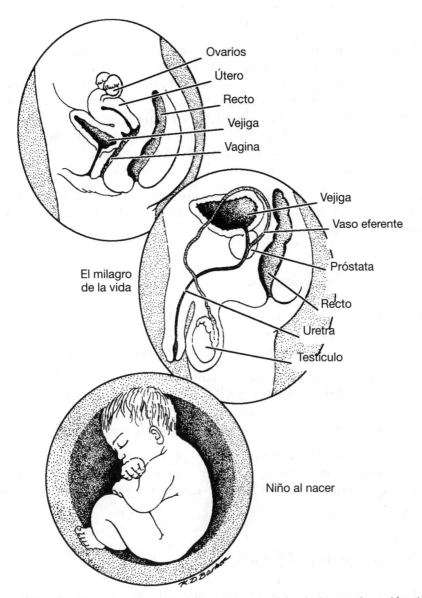

**Figura 14.** El sistema reproductor es el responsable de la continuación de la vida humana en este planeta.

encima de nuestra capacidad normal. Otras hormonas suprarrenales, como por ejemplo la *cortisona* y la *aldosterona*, controlan gran parte de la química vital con relación al estrés, minerales, azúcar y agua.

Un tipo de *islotes celulares* del *páncreas (Langerhans)* segregan una hormona llamada *insulina* (que está ausente, disminuida o es ineficaz en los diabéticos) que permite a nuestras células utilizar la glucosa (azúcar) como fuente de energía y, cuando está en exceso, almacenarla como glucógeno en el hígado y en las células musculares. Sin embargo, si los depósitos de glucógeno están llenos, el azúcar se convierte en grasa saturada. Otro tipo de islote celular segrega una hormona distinta llamada *glucagón* que hace que el glucógeno libere glucosa cuando se necesita más energía.

Los *ovarios* segregan «estrógenos» y «progesterona» y los *testículos* «testosterona». Estas hormonas son responsables de las diferencias físicas entre hombres y mujeres.

## 10. El sistema reproductor

El sistema reproductor se inicia con una fuente de producción de células (los ovarios de la mujer producen el óvulo y los testículos del hombre el esperma) de la que depende la continuidad de la especie humana.

El resto del aparato reproductor, tanto en el hombre como en la mujer está en función de la unión de estas dos células que forman un óvulo fertilizado que se desarrolla dentro del útero para convertirse en lo que es el más extraordinario de los misterios terrenales, la *criatura humana*.

El sistema reproductor tiene el doble propósito de, por una parte perpetuar la especie humana, y, por otra, según mis convicciones personales, la de estar involucrado en la expresión de amor mutuo entre marido y mujer.

## 11. El sistema de piel y anexos

El sistema de piel y anexos comprende la cubierta exterior de nuestro cuerpo y, hablando de forma coloquial, vivimos dentro de él. Aun cuando pocas personas piensan en la piel como un órgano, en realidad es el mayor (y en muchos aspectos el más atípico) órgano del cuerpo. Una persona adulta tiene como promedio unos 13 metros cuadrados de piel, y por lo general, las mujeres algo menos que los hombres.

La piel tiene **tres funciones vitales:** en primer lugar, *evitar* que los tejidos subyacentes se sequen (con una función similar a la que tiene la piel de una naranja o de una manzana); en segundo lugar *impedir* que las bacterias, los hongos y los virus invadan nuestro organismo; y en tercer lugar *mantener* la temperatura de nuestro organismo dentro de un rango predeterminado.

El sistema de la piel y anexos

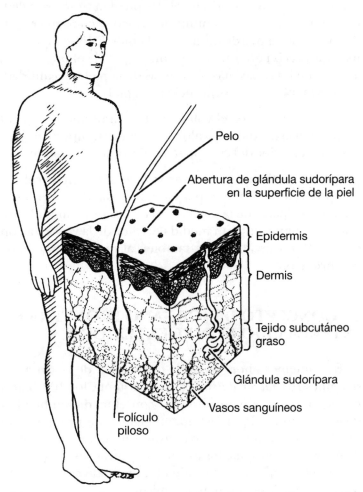

**Figura 15.** Este sistema nos protege del mundo exterior y mantiene nuestra temperatura corporal a 37 grados centígrados.

Para facilitar esta última función, la piel tiene aproximadamente 2 millones de glándulas sudoríparas. La piel es tan importante, que si estas funciones se realizan de forma defectuosa o no se llevan a cabo en una parte sustancial del organismo, como puede suceder en el caso de una quemadura importante, el paciente puede morir aún a pesar de recibir la mejor atención médica posible.

Las reacciones químicas que tienen lugar continuamente en cada una de los 100 billones de células de nuestro organismo producen calor. Nuestra temperatura corporal se mantiene prácticamente constante a 37 grados centígrados para que así las células puedan funcionar de forma óptima. El mantenimiento de este equilibrio crítico se consigue regulando la cantidad de calor que se pierde a través de la piel. Esto se logra controlando de forma muy precisa dos funciones complejas: el volumen de sangre que circula a través de las capas más profundas de la piel y la cantidad de sudor que se evapora a través de la superficie de la piel.

Cuanto mayor sea el volumen de sangre que circule a través de la piel, mayor será la pérdida de calor a través de su superficie, siempre que la temperatura exterior del cuerpo sea inferior a la temperatura interior.

Cuando el tiempo es caluroso y la generación de calor en el interior del cuerpo es elevada, como, por ejemplo, cuando hacemos ejercicio, las glándulas sudoríparas de la piel entran en acción. A medida que el sudor se evapora, se elimina en gran medida el calor de la vaporización de la superficie de la piel, refrescándola (y también al resto del organismo) a lo largo de este proceso.

## EL CONCEPTO DE «ÓRGANO FRONTERA DE INTERCAMBIO CON EL EXTERIOR»

Examinemos ahora cómo la circulación de la sangre a través de los vasos, nuestros *salvavidas* interiores, sustenta los 100 billones de células al proporcionarles el contacto vital con el medio ambiente exterior a través de los pulmones, los intestinos, el hígado, los riñones, y la piel. En este amplio contexto, estos órganos constituyen una zona de intercambio por donde el oxígeno, el agua, los nutrientes y otras sustancias químicas se introducen en el cuerpo, y por donde el dióxido de carbono, otros productos de desecho y calor se eliminan del mismo.

Estos órganos frontera de intercambio con el exterior son los que atienden las necesidades de cada una de las células de nuestro organismo. La sangre es el vehículo que posibilita que este comercio vital pueda tener lugar.

El tipo de alimentos y su cantidad es sumamente importante para este intercambio. Hay tres tipos de alimentos básicos: hidratos de carbono, grasas, y proteínas (ver glosario). En resumen, los hidratos de carbono (4 calorías/gramo) se utilizan para proporcionar energía; las grasas (9 calorías/gramo)

El concepto de «órgano frontera de intercambio con el exterior»

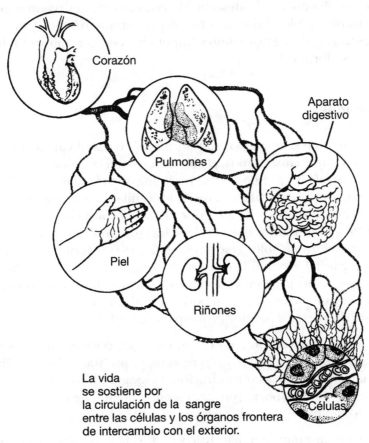

Corazón

Pulmones

Aparato digestivo

Piel

Riñones

Células

La vida se sostiene por la circulación de la sangre entre las células y los órganos frontera de intercambio con el exterior.

**Figura 16.** El concepto de órgano frontera de intercambio con el exterior afirma que para que las células del organismo puedan sobrevivir, todas ellas deben tener contacto con el mundo exterior. La circulación lo consigue conectando las células a dichos órganos donde tiene lugar el intercambio. De este modo, las células obtienen lo que necesitan y descargan lo que no precisan.

son un componente esencial de la pared de todas las células y también se utilizan como fuente de energía; y las proteínas (4 calorías/gramo) forman parte de los motores (músculos), reguladores (enzimas), estructuras (tejido), y maquinaria (componentes celulares) de nuestro organismo.

La sangre circula a través de los pulmones, tracto intestinal e hígado para recibir oxígeno, agua, nutrientes, y otras sustancias químicas del mundo exterior. La sangre transporta entonces estos suministros a las células del organismo donde se utilizan en las reacciones químicas vitales que generan energía y calor, reparan partes dañadas, y sintetizan nuevos compuestos. Los productos de desecho de estas reacciones pasan a la sangre que los distribuye a los pulmones, hígado, intestinos, riñones, y piel de donde se descargan al exterior como componentes de la respiración, bilis, heces, orina, sudor, y calor.

## Los pulmones

En los pulmones, los gases respiratorios se intercambian con el aire de la atmósfera. Cuando inspiramos, el aire fresco llena las minúsculas bolsas de aire (alvéolos) de los pulmones y se posibilita que el oxígeno se difunda en la sangre venosa que circula a través de los capilares que rodean a los alvéolos. En dichos capilares, el oxígeno se combina con la hemoglobina (proteína de los glóbulos rojos que contiene hierro) para formar la *oxihemoglobina,* un compuesto de color rojo brillante , que convierte la sangre venosa en sangre arterial. A medida que esto sucede, la sangre libera dióxido de carbono que se propaga en el interior de los alvéolos. Cuando espiramos, este aire «viciado» cargado de dióxido de carbono y escaso en oxígeno es expulsado de nuestros pulmones al espacio exterior.

El oxígeno es necesario para estimular las reacciones químicas que tienen lugar en todas las células. Estas reacciones producen dióxido de carbono, el cual sería nocivo a concentraciones elevadas. Esto no sucede porque la sangre venosa transporta constantemente dióxido de carbono desde los tejidos a los pulmones, donde el exceso del mismo se exhala al exterior.

Cuando realizamos ejercicio físico de forma enérgica respiramos más deprisa y más profundamente para proporcionar a nuestros músculos el suplemento de oxígeno que necesitan y para eliminar el dióxido de carbono sobrante que producen. Unos mecanismos de control muy precisos regulan estos ajustes.

Nuestra dependencia decisiva del suministro continuo de oxígeno a las células se pone de manifiesto al observar lo que sucedería si nuestro corazón se detuviera de repente. Perderíamos la conciencia en aproximadamente diez segundos. De hecho nosotros ya estaríamos «fuera» antes de que cayéramos al suelo debido a que nuestro cerebro se quedaría en blanco antes de que nuestros músculos perdieran su tono y nos desplomáramos. Cuatro minutos más tarde, muchas de nuestras células del cerebro estarían irremisiblemente dañadas debido a la ausencia de oxígeno.

## Los intestinos

Los intestinos son como una tienda de comestibles en la que las células del organismo hacen sus pedidos de comida y agua. En realidad, están a nuestra merced puesto que su selección se limita a lo que nosotros les proporcionamos de acuerdo con la dieta que seguimos. Lo que obligamos a consumir a nuestras arterias puede endurecer sus paredes y ocasionar que se formen coágulos en la superficie de contacto con la circulación de la sangre.

En los intestinos, la comida se fracciona a través de reacciones químicas, se combina con agua, se absorbe en el torrente sanguíneo y linfático, y se transporta al hígado donde recibe un tratamiento adicional. De allí la sangre pasa a los pulmones, y luego a los tejidos para satisfacer las necesidades de cada una de las células en cuanto a oxígeno, agua, nutrientes, y otras sustancias químicas.

Si estuviéramos totalmente privados de agua, moriríamos de deshidratación al cabo de varios días. Si estuviéramos privados de comida, moriríamos de hambre al cabo de varias semanas.

## Los riñones

Las células producen constantemente productos de desecho que son transportados por la sangre a los riñones, donde su mayor parte se excreta a la orina junto al exceso de agua y minerales para mantener adecuadamente el equilibrio químico de nuestro organismo.

## La piel

La piel funciona como una enorme superficie de radiación y vaporización al liberar al medio ambiente exterior el exceso de calor generado por las reacciones químicas que tienen lugar en las células de nuestro organismo, con una frecuencia que mantiene prácticamente constante la temperatura a unos 37 grados centígrados. Esta regulación de la temperatura tan precisa es fundamental para que los numerosos enzimas que regulan las reacciones químicas en nuestras células funcionen de forma óptima.

## EL SISTEMA CARDIOVASCULAR –un examen detallado

### Las tres partes principales

Las tres partes principales del sistema cardiovascular son:

1. Fuente de energía.
2. Sistema de conductos.
3. Medio de transporte.

Como *fuente de energía,* el **corazón** es un músculo prácticamente inagotable que se contrae (late/bombea) más de 100.000 veces diarias. Ningún otro músculo del cuerpo puede llevar a cabo tanta actividad. Como *sistema*

Sistema vascular

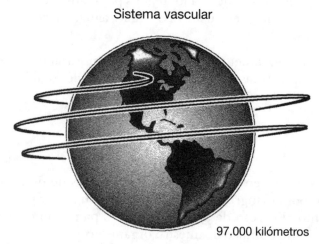

97.000 kilómetros

**Figura 17.** Si los vasos sanguíneos de una persona se pusieran uno a continuación del otro darían aproximadamente dos veces y media la vuelta a la tierra por el ecuador.

*de conductos*, es una red enorme de **vasos sanguíneos,** que si se pusieran uno a continuación de otro darían dos veces la vuelta alrededor de la tierra por el ecuador y aún se extenderían 16.000 kilómetros más. Como *medio de transporte*, la **sangre** a través de la fuerza de propulsión del corazón y el extraordinario ámbito de alcance del sistema de distribución, llega a cada una de los 100 billones de células del organismo para satisfacer sus necesidades de suministro.

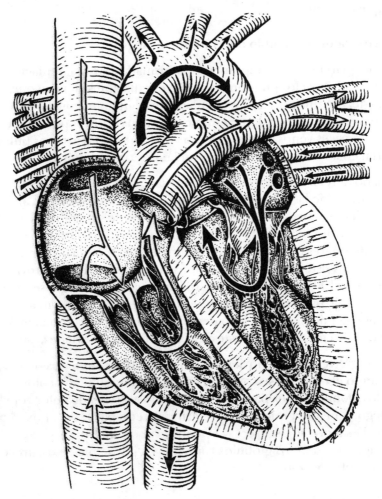

**Figura 18.** El corazón humano.

# 1. Fuente de energía – El corazón

El corazón es una bomba muscular (con válvulas) que late de forma rítmica impulsando la sangre a través de un increíble sistema de vasos sanguíneos para satisfacer las necesidades de suministro de los 100 billones de células del organismo. Nuestra vida depende de la circulación continua de sangre desde el corazón a las células, y de éstas de nuevo al corazón en un ciclo que no tiene fin.

## Ciclo circulatorio y cambio del color de la sangre

El ciclo circulatorio sanguíneo está formado por la circulación pulmonar que se dirige a los pulmones y por la circulación sistémica que se dirige al resto del organismo. Ambas circulaciones tienen un componente venoso y un componente arterial que están conectados entre sí por un lecho capilar. La sangre es venosa en las venas sistémicas y en las arterias pulmonares y arterial en las venas pulmonares y en las arterias sistémicas.

El lado derecho del corazón recibe la sangre venosa de retorno del organismo a través de las venas sistémicas y la bombea a través de las arterias pulmonares hasta los capilares de los pulmones donde se combina con el oxígeno y se vuelve de color rojo brillante. Esta sangre arterial circula a través de las venas pulmonares hasta el lado izquierdo del corazón que la impulsa a través de las arterias sistémicas hasta los minúsculos capilares que aprovisionan de oxígeno a los 100 billones de células del organismo. La sangre se vuelve venosa de color rojo oscuro a medida que esto ocurre y circula de vuelta a través de las venas sistémicas hasta el lado derecho del corazón, completando de esta forma el ciclo circulatorio. **Si este ciclo se detiene, sobreviene la muerte.**

La sangre venosa se convierte en arterial en los capilares de los pulmones cuando el oxígeno se combina con la hemoglobina de color rojo oscuro en los glóbulos rojos para formar la *oxihemoglobina* de color rojo brillante. Luego, a medida que la sangre arterial cede parte de su oxígeno a las células, la sangre se oscurece y se convierte de nuevo en venosa. Cuanto más oxígeno ceden los glóbulos rojos a los tejidos, más se oscurece la sangre y los glóbulos rojos.

## Trabajador infatigable

El corazón es una fuente de energía vital, un bombeo de sangre que nunca puede descansar. El corazón late alrededor de 80 veces/minuto (más rápido cuando se hace ejercicio físico y más lento cuando estamos dormidos), 4.800 veces/hora, 115.000 veces día, 40 millones veces/año, y 1.000 millones de veces en veinticinco años.

Durante los momentos de máxima actividad física el corazón bombea hasta cuatro veces más de lo que lo hace cuando descansamos, con la ma-

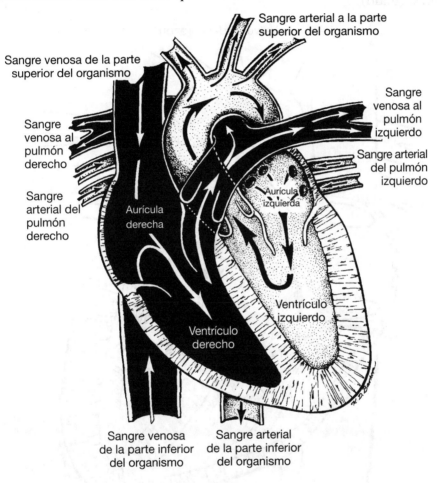

**Figura 19.** Las flechas indican, por una parte, la trayectoria de circulación de la sangre venosa (fondo negro) de retorno del organismo que será bombeada por el lado derecho del corazón a los pulmones, y, por otra, la trayectoria de circulación de la sangre arterial (fondo punteado) de retorno de los pulmones que será bombeada por el lado izquierdo del corazón a los 100 billones de células que componen nuestro organismo.

yor parte de la sangre dirigiéndose a los músculos que están en actividad. Incluso cuando el cálculo se hace en estado de reposo, el corazón bombea alrededor de 4-6 litros de sangre/minuto, 340 litros/hora, 8.300 litros/día, 3 millones litros/año, y 212 millones de litros al cabo de setenta años (volumen igual al que el poderoso Amazonas desemboca en el Océano Atlántico en un segundo).

Válvulas del corazón

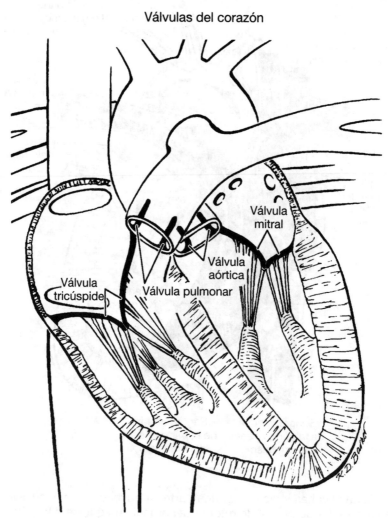

**Figura 20.** El corazón tiene cuatro válvulas.

## Cuatro cavidades

En su lado derecho, el corazón tiene una cavidad de recepción (aurícula derecha) que recibe la sangre venosa que vuelve de los tejidos (con bajo contenido en oxígeno y cargada de dióxido de carbono) y una cavidad de bombeo (ventrículo derecho) para bombear la sangre a los pulmones. En el lado izquierdo, el corazón tiene una cavidad de recepción (aurícula izquierda) que recibe la sangre arterial procedente de los pulmones (aprovisionada con oxígeno y con bajo contenido en dióxido de carbono) y una cavidad de bombeo (ventrículo izquierdo) que bombea la sangre de nuevo a los tejidos para que suministre a las células.

El corazón en diástole

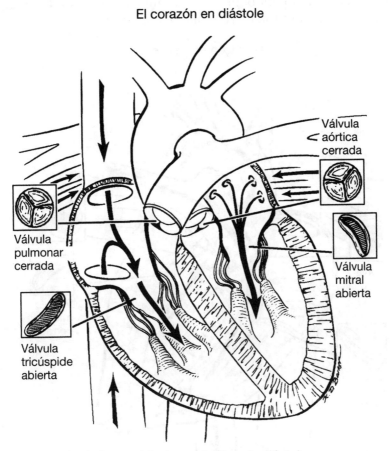

**Figura 21.** Llenado de los ventrículos en la fase de diástole.

**Cuatro válvulas**

El corazón debe tener cuatro válvulas en perfecto estado de funcionamiento para trabajar de forma eficiente; dos válvulas de admisión que se abren cuando los ventrículos están preparados para llenarse y dos válvulas de salida que se abren cuando los ventrículos están dispuestos para expulsar la sangre. Así pues, el corazón tiene cuatro válvulas, una válvula de entrada y otra de salida en cada uno de los dos ventrículos. Las válvulas de entrada son la *tricúspide* en la derecha y la *mitral* en la izquierda. Las válvulas de salida son la *pulmonar* en la derecha y la *aórtica* en la izquierda. Si dichas válvulas no se abren o cierran correctamente, el músculo cardiaco debe hacer un esfuerzo adicional para bombear el volumen necesario de sangre que nutra adecuadamente a todas las células del organismo.

El corazón en sístole

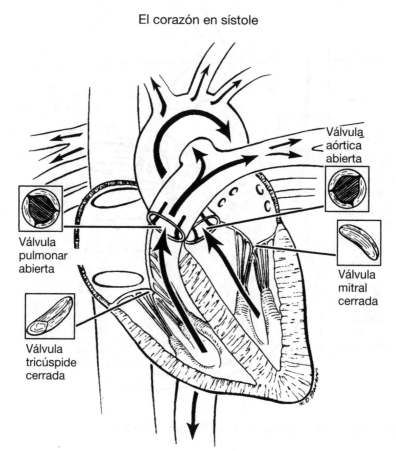

**Figura 22.** Vaciado de los ventrículos en la fase de sístole.

## Diástole y sístole

La diástole es la fase del latido cardiaco en que tiene lugar el llenado de sangre. El corazón debe llenarse antes de que pueda vaciarse. En la fase de diástole las válvulas de entrada (tricúspide y mitral) se abren mientras que las válvulas de salida (pulmonar y aórtica) se cierran, permitiendo que la sangre venosa procedente del organismo circule hasta el ventrículo derecho y la sangre arterial que viene de los pulmones fluya hasta el ventrículo izquierdo.

La sístole es la fase de contracción o bombeo del latido cardiaco. A medida que los ventrículos empiezan a contraerse, sus válvulas de entrada (tricúspide y mitral) se cierran y poco después sus válvulas de salida (pulmonar y aórtica) se abren a medida que la presión en los respectivos ventrículos aumentan por encima de las presión en la arteria pulmonar y aorta. La contracción continua del ventrículo derecho bombea sangre venosa a los pulmones mientras que la del ventrículo izquierdo bombea sangre arterial al organismo.

## Dos arterias coronarias: los oleoductos del corazón

Para que el músculo cardiaco pueda realizar su actividad, debe ser alimentado por un volumen suficiente de sangre arterial bien oxigenada. Este «combustible de alto octanaje» llega a las células musculares a través de dos arterias, llamadas coronaria *derecha* y coronaria *izquierda*.

La coronaria izquierda tiene un diámetro de algo más de medio centímetro y se origina en la aorta, mientras que, en general, el diámetro de la coronaria derecha es un poco menor. Estas dos arterias, las primeras ramas de la aorta, reciben alrededor del 5% de la sangre que el corazón expulsa en situación de descanso.

El volumen de sangre que circula a través de las arterias coronarias depende del nivel de actividad y varía entre un cuarto de litro por minuto en descanso y un litro por minuto en situación de máxima actividad.

Para que el corazón realice más actividad, debe recibir mayor cantidad de oxígeno y nutrientes. Esto significa una mayor provisión de sangre arterial. Si el suministro de sangre al corazón se cortara de repente, el corazón se debilitaría y dejaría de funcionar correctamente al cabo de uno o dos minutos, y poco después se pararía por completo.

El corazón, que pesa aproximadamente sólo unos 300 gramos (aproximadamente el 0,4% del peso corporal) consume cerca del 10% del oxígeno que utiliza la totalidad del organismo, aunque cuando se contraiga, sólo tenga un tamaño igual al de un puño.

Ambas *coronarias* tienen dos ramas principales, las cuales a su vez tienen ramas, y estas ramas se ramifican, etc. En los países desarrollados, la obstrucción de las arterias coronarias por arteriosclerosis y formación de coágulos da muerte a tantas personas como todas las demás causas de muerte juntas.

## Las arterias coronarias del corazón

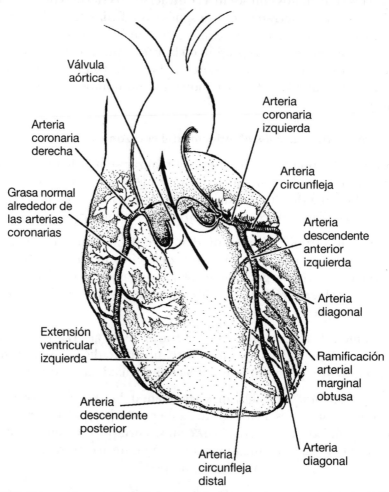

**Figura 23.** El corazón es alimentado por las dos arterias coronarias, la derecha y la izquierda.

### Insuficiencia cardiaca

Un corazón debilitado no puede bombear la cantidad suficiente de sangre que permita a las células ejercer su función de forma adecuada. Las causas más frecuentes de esta patología son la disminución del volumen de

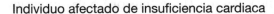

Individuo afectado de insuficiencia cardiaca

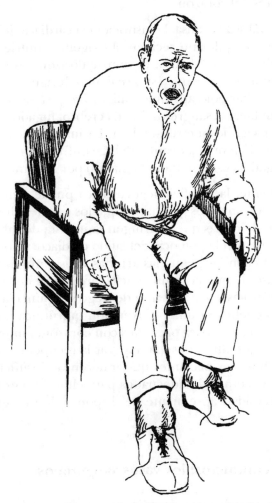

**Figura 24.** Este individuo sufre de insuficiencia tanto del lado derecho como del lado izquierdo del corazón. Está débil, lucha por respirar, y no puede echarse porque su corazón no podría bombear la cantidad suficiente de sangre. Los alvéolos de sus pulmones están llenos de agua, y sufre hinchazón de cerebro, hígado, intestinos, riñones y piernas.

sangre que llega al músculo cardiaco debido a cardiopatía coronaria (arteriosclerosis) y la formación de coágulos, la reducción del número de células musculares que funcionan convenientemente como consecuencia de un ataque cardiaco (debido a cardiopatía coronaria), el deterioro de la estructura de las válvulas (que provoca obstrucción, fugas, o ambas cosas), la presión sanguínea elevada (hipertensión), y las infecciones víricas de las células musculares del corazón.

No importa cuál sea la causa, la insuficiencia cardiaca debilita al paciente debido a que los tejidos no reciben el oxígeno y nutrientes suficientes para llevar a cabo su actividad. Si el ventrículo izquierdo falla, la sangre vuelve a los pulmones y hace que éstos se llenen de agua. Ello fuerza al agotado paciente a luchar por cada nuevo aliento respiratorio. Si el ventrículo derecho también falla, la sangre vuelve al cerebro, hígado, intestinos, riñones, y piernas, haciendo que se hinchen. La insuficiencia cardiaca es un modo angustioso de morir: jadeante, débil, confuso, con náuseas, incapaz de comer y obligado a estar sentado luchando por respirar.

Afortunadamente, la insuficiencia cardiaca puede a menudo aliviarse por medio de medicamentos que hacen que los riñones eliminen más sal y agua; por medio de dietas que restringen la ingesta de sal; por medio de fármacos que aumentan la potencia del latido cardiaco, y por medio de productos que ensanchan las pequeñas arterias y disminuyen la presión sanguínea. En el caso de que la insuficiencia cardiaca se deba a una función anormal de las válvulas o a la ausencia de riego sanguíneo a las coronarias, puede ser muy beneficiosa una intervención quirúrgica que corrija estos problemas. Sin embargo, para pacientes con corazones muy debilitados, el trasplante es la mejor alternativa para lograr la recuperación. El problema es que hay muchos más pacientes que mueren de insuficiencia cardiaca que donadores de corazones adecuados para ellos. Esta es la razón por la que hay una necesidad apremiante de disponer de un corazón artificial permanente.

## 2. Sistema de conductos: los vasos sanguíneos

Tenemos tres tipos de vasos sanguíneos: arterias, capilares y venas. La estructura de estos vasos en los circuitos pulmonar y sistémico es similar, aun cuando las paredes de las arterias sistémicas son más gruesas (la presión sanguínea es de cinco a seis veces más elevada en las arterias sistémicas).

Las arterias sistémicas transportan la sangre arterial que ha sido bombeada por la parte izquierda del corazón hasta los capilares de todo el organismo donde proporciona a las células oxígeno, agua, nutrientes, y otras sustancias químicas. La sangre, convertida ahora en venosa, recibe productos de desecho de las células. Las venas sistémicas devuelven esta sangre venosa a la parte derecha del corazón el cual la bombea a través de las arterias pulmonares hasta los capilares alveolares donde capta oxígeno, pierde dióxido de carbono, y se convierte en sangre arterial. Esta sangre circula a través de las venas pulmonares hasta el lado izquierdo del corazón.

### Arterias sistémicas

Las arterias son tubos de paredes relativamente gruesas compuestas de tres capas de tejido distintas que rodean un canal (lumen) por donde la sangre circula en dirección a los capilares. Desde un punto de vista funcional, las arterias conectan el corazón con todas las células del organismo. Desde luego son los *salvavidas* que tenemos en el interior de nuestro organismo.

La *capa más interior* es la más delgada y se llama la *íntima*. Está recubierta por unas finas células llamadas *endotelio* que están en contacto directo con la sangre que circula a través del lumen.

La *capa intermedia* es la más gruesa y se llama la *media*. Se compone de secuencias circulares alternas de fibras elásticas, células musculares lisas, y fibras de colágeno.

La *capa más exterior,* denominada *adventicia*, se compone de tejido fibroso suelto que contiene pequeños vasos sanguíneos llamados *vasa vasorum* (vasos de los vasos) que penetran en la parte más exterior de la media y nutren sus células.

Las células de la íntima y de la parte más interna de la media hasta un espesor de alrededor de medio milímetro se nutren gracias a la difusión de oxígeno, agua, nutrientes, y otras sustancias químicas de la sangre arterial que circula a través del lumen. Más allá de este punto, la pared arterial se alimenta de la sangre arterial que circula por los vasa vasorum. En las venas, estos pequeños vasos llegan mucho más cerca de la superficie de circulación de lo que lo hacen en las arterias.

En la fase de sístole, cuando el corazón se contrae (figura 22), el ventrículo derecho bombea sangre venosa a los pulmones y el ventrículo iz-

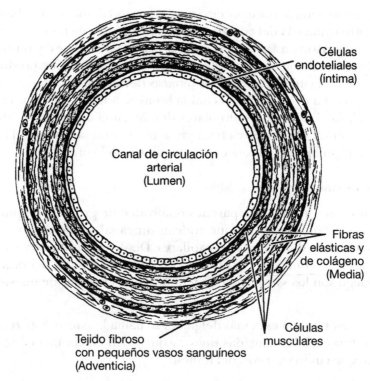

Células
endoteliales
(íntima)

Canal de circulación
arterial
(Lumen)

Fibras
elásticas y
de colágeno
(Media)

Células
musculares

Tejido fibroso
con pequeños vasos sanguíneos
(Adventicia)

**Figura 25.** Corte transversal de una arteria sistémica.

quierdo bombea sangre arterial al organismo. Esto aumenta la presión, lo que hace que las grandes arterias se dilaten y alarguen.

Esta dilatación y alargamiento de los grandes vasos les permite acarrear mayor volumen de sangre. En la fase diástole cuando el corazón se llena (figura 21), el retroceso elástico de los vasos dilatados impulsa más sangre a los pulmones y al organismo.

**La combinación de endurecimiento de las arterias y formación de coágulos es, con diferencia, la causa más frecuente de muerte en el mundo desarrollado.** Si una arteria se obstruye como consecuencia de esta enfermedad, los tejidos a los que nutría probablemente morirán por falta de oxígeno y nutrientes.

La aorta, la mayor arteria del organismo, es, en sentido figurado, el tronco de un árbol de gran tamaño. El tronco se eleva desde las raíces (el corazón) y tiene muchas ramas. Estas ramas se ramifican y, a su vez las nuevas ramas se ramifican también. En este proceso de ramificación las ramas y el tronco principal se vuelven cada vez más pequeños. Al nivel del ombligo, el tronco se divide en dos grandes ramas de igual tamaño denominadas arterias ilíacas comunes; cada uno de estos vasos desciende a cada lado para regar su mitad de la pelvis y la pierna correspondiente.

Las arterias se ramifican hasta que son tan minúsculas que sólo pueden observarse a través de un microscopio muy potente. Luego se conectan con el inmenso mar de vasos aún más diminutos llamados *capilares* que nutren a los 100 billones de células del organismo.

Nadie sabe por qué la arteriosclerosis se desarrolla frecuentemente en las arterias sistémicas de mayor tamaño pero apenas lo hace en algunas de menor tamaño, como por ejemplo en las arterias mamarias internas de la parte anterior del tórax, y nunca se desarrolla en las arterias de tamaño más pequeño.

**Capilares sistémicos**

Los capilares –increíbles en número y microscópicos en tamaño (una célula endotelial gruesa y una amplitud inferior a la décima parte de la que tiene el cabello humano más fino)– que reciben la sangre arterial de las arterias, conforman una red aparentemente interminable de pequeñísimos canales que rodean los billones de células que componen nuestro organismo. El área conjunta que cubren todos los capilares sistémicos es de aproximadamente 280 metros cuadrados, un área ligeramente superior a la de una pista de tenis. Cada uno de los 1.000 millones de capilares de nuestro organismo nutre a cientos de células. El oxígeno, agua, nu-

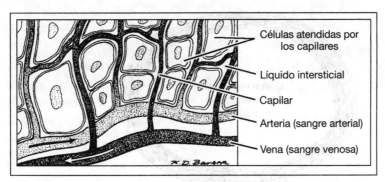

**Figura 26.** Los capilares sistémicos alimentan las células y eliminan sus productos de desecho.

trientes, y otras sustancias químicas de la sangre pasan a través de las paredes capilares al líquido claro y transparente en el que flotan las células y, desde allí se propagan a las células para satisfacer sus necesidades de aprovisionamiento.

Los productos de desecho que resultan de las reacciones químicas vitales que tienen lugar en cada célula se propagan al líquido que las rodea. Desde allí, estos productos pasan, a través de las paredes capilares, a la sangre de esta inmensa red de microvasos diáfanos que se fusiona con las minúsculas venas, las cuales son el comienzo del sistema venoso sistémico que devuelve la sangre, ahora venosa, al corazón.

### Venas sistémicas

Al igual que las arterias, las venas están recubiertas interiormente por el endotelio y se componen de tres capas de tejido, aun cuando las paredes de las venas son mucho más delgadas, más flexibles, y menos elásticas que las de las arterias. Los minúsculos vasos que alimentan la pared venosa se extienden hacia dentro hasta 1/40 de milímetro de la superficie de circulación de la sangre.

La presión en las venas es tan baja que no necesitan unas paredes musculares gruesas. Esta baja presión puede ser la razón por la que en las venas sistémicas (y los vasos pulmonares) no se desarrolla arteriosclerosis. Las arterias no tienen válvulas, en cambio las venas de brazos y piernas disponen de muchas válvulas que impiden que la sangre retroceda cuando nos sentamos, estamos de pie, espiramos, tosemos o hacemos esfuerzos físicos.

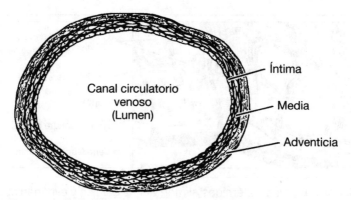

Canal circulatorio
venoso
(Lumen)

Íntima

Media

Adventicia

**Figura 27.** Corte transversal de una vena sistémica.

Venas del organismo

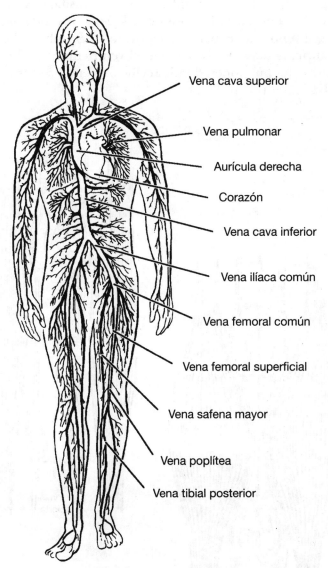

Vena cava superior

Vena pulmonar

Aurícula derecha

Corazón

Vena cava inferior

Vena ilíaca común

Vena femoral común

Vena femoral superficial

Vena safena mayor

Vena poplítea

Vena tibial posterior

**Figura 28.** Las venas sistémicas devuelven la sangre venosa de los tejidos del organismo al lado derecho del corazón y las venas pulmonares devuelven la sangre arterial desde los pulmones al lado izquierdo del corazón.

Los capilares se fusionan para formar las minúsculas venas que progresivamente se unen entre sí para formar venas, menores en número pero mayores en tamaño, hasta que sólo quedan dos, la *vena cava inferior*, que drena toda la sangre venosa de la parte inferior del organismo hasta la parte inferior de la aurícula derecha del corazón, y la *vena cava superior*, que drena toda la sangre venosa de la parte superior del cuerpo hasta la parte superior de la aurícula derecha. Desde allí, el ventrículo derecho bombea la sangre venosa a los pulmones, donde recibe oxígeno y se convierte en sangre arterial de color rojo brillante.

La bomba venosa

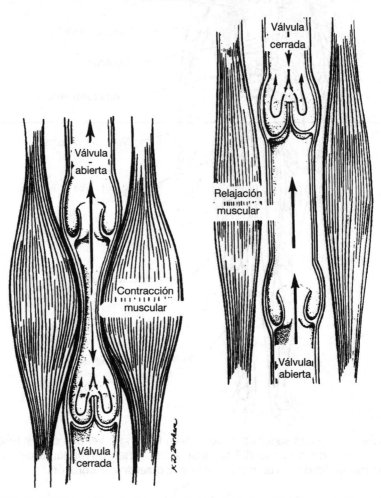

**Figura 29.** La contracción de los músculos de la pantorrilla cuando andamos bombea la sangre de retorno al corazón en contra de la fuerza de la gravedad.

La fuerza que hace que la sangre venosa circule de retorno desde los tejidos al lado derecho del corazón surge de cuatro fuentes distintas:

1. La fuerza trasera, la pequeña energía residual que queda del latido cardiaco.
2. La fuerza de la gravedad en posición vertical para la sangre que vuelve desde la cabeza y el cuello.
3. La fuerza de succión creada por el aumento de las dimensiones del tórax cuando inspiramos.
4. La fuerza de bombeo que se desarrolla en las venas debida a la contracción intermitente de los músculos de la pantorrilla cuando andamos, corremos, o simplemente movemos los tobillos arriba y abajo cuando nos sentamos o nos recostamos.

La contracción de los músculos de la pantorrilla aprieta las venas de delgadas paredes que circulan a su alrededor e impulsa la sangre que contienen hacia el corazón a medida que las válvulas por debajo de la zona de compresión se cierran y las que están por encima se abren.

La relajación de los músculos de la pantorrilla ensancha las venas antes comprimidas, cierra las válvulas que están por encima del lugar de compresión, abre las que están por debajo, y aspira literalmente la sangre de los tejidos inferiores.

## 3. Medio de transporte: la sangre

La sangre es una sustancia majestuosa compuesta en un 40% de células que flotan libremente y en un 60% de líquido. Trate de imaginar las dificultades para concebir un líquido que pueda transportar la inmensa serie de sustancias químicas y el enorme número de células que se precisan para alimentar, regular, y defender los billones de células que componen nuestro organismo físico. Además, la sangre debe ser capaz de ocupar y circular con facilidad a través de los casi 97.000 kilómetros de vasos sanguíneos de nuestro organismo. Dicha longitud le permitiría dar dos veces y media la vuelta al globo terráqueo por el ecuador. *Y sin embargo un individuo medio sólo tiene cerca de cinco litros y medio de sangre con los que llenar todo este sistema.* ¡Increíble... pero cierto!

La sangre tiene una cantidad enorme de glóbulos rojos que transportan oxígeno a los tejidos; una cantidad menor de glóbulos blancos (granulocitos, linfocitos, y monocitos) que combaten las infecciones; y grandes cantidades de partículas celulares, llamadas plaquetas, que detienen la hemorragia y promueven la cicatrización. Los glóbulos rojos, las únicas células del organismo que no tienen núcleo, pierden el suyo muy poco antes de que se desprendan de la médula ósea.

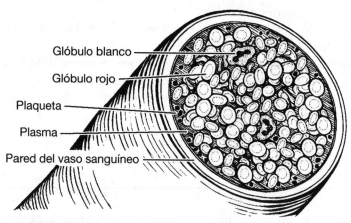

Glóbulo blanco

Glóbulo rojo

Plaqueta

Plasma

Pared del vaso sanguíneo

**Figura 30.** Composición de la sangre.

El número de células que hay en la sangre supera todo lo imaginable. Convencionalmente, el «recuento sanguíneo» se expresa como el número de células presentes por milímetro cúbico ($mm^3$) de sangre. Para poder entenderlo mejor, pensemos en lo que contiene una cucharilla de café llena de sangre.

Una cucharilla de café llena de sangre (5.000 $mm^3$) contiene aproximadamente:

25.000 millones de glóbulos rojos (hematíes)

20 millones de granulocitos (glóbulos blancos o leucocitos)

10 millones de linfocitos (glóbulos blancos o leucocitos)

2 millones de monocitos (glóbulos blancos o leucocitos)

1.250 millones de plaquetas

Si nuestra médula ósea produjera demasiados glóbulos rojos, la sangre se volvería fangosa y haría que el corazón fallase. Si por el contrario, produjera excesivamente pocos moriríamos porque la sangre no podría transportar el oxígeno suficiente.

Los glóbulos rojos y blancos están suspendidos en el componente líquido de la sangre denominado *plasma*. Este extraordinario líquido contiene también la mayoría de sustancias químicas que son esenciales para que nuestros organismos puedan sobrevivir y funcionar adecuadamente.

Cuando se produce una invasión de bacterias, la médula ósea libera rápidamente un torrente de glóbulos blancos (*granulocitos*) en la sangre. Estos agentes defensivos, atraídos por las sustancias químicas liberadas por los tejidos, se dirigen a la zona invadida, como por ejemplo un pulmón afectado por neumonía o la parte posterior del cuello por un furúnculo, y atacan a los invasores. Los glóbulos blancos intentan acabar con las bacterias sumergiéndolas, en tanto que las bacterias tratan de destruir los glóbulos blancos con las toxinas que producen. A medida que la batalla sube de intensidad, el área de combate se vuelve rojiza, caliente, hinchada y sensible. Esta guerra entre los glóbulos blancos y los invasores se denomina, en términos médicos, *inflamación*.

El desarrollo de medicamentos eficaces para destruir las bacterias que invaden el organismo se inició con el descubrimiento de las sulfamidas a finales de los años treinta. Este descubrimiento inclinó claramente la balanza en contra de dichos invasores. Por desgracia, muchas bacterias han ido desarrollando a lo largo del tiempo resistencias a antibióticos que las habrían eliminado unos pocos años antes. Por esta razón los equipos de investigación trabajan denodadamente para desarrollar nuevos antibióticos a los que dichas bacterias resistentes sean sensibles.

Los *linfocitos* nos protegen de las infecciones crónicas y del cáncer. Dichas células se originan en el timo, bazo, ganglios linfáticos, y médula ósea. Un tipo de linfocitos nos defiende fabricando anticuerpos (proteínas especiales que destruyen determinadas bacterias, virus, hongos y células cancerosas) mientras que otro tipo nos defiende atacando directamente a estos agentes invasores.

Cuando se desarrolla el SIDA (Síndrome de Inmunodeficiencia Adquirida), el Virus de Inmunodeficiencia Humana (VIH) invade el núcleo de los linfocitos y hace que estas células produzcan el virus mortal en lugar de fabricar anticuerpos que combatan la infección. Los linfocitos mueren y su producción desciende. Cuando el recuento de linfocitos llega a un nivel crítico, el paciente desarrolla una serie de infecciones crónicas debilitantes y con frecuencia también cáncer. En dicho momento, el paciente, prácticamente sin defensas, no puede contraatacar y generalmente muere al cabo de un año o dos después de aparecer los estragos de la enfermedad, aun a pesar de haber estado sometido a un tratamiento médico muy intenso.

En la actualidad se está dirigiendo una enorme actividad investigadora para lograr tanto un tratamiento médico eficaz como una vacuna contra esta espantosa enfermedad. Existe una necesidad urgente de que estas investigaciones se concreten en un descubrimiento realmente importante, por cuanto la epidemia mundial de SIDA sigue aumentando, especialmente en los países del tercer mundo. Afortunadamente, se están haciendo algunos progresos que nos dan esperanzas para el futuro.

Los *monocitos* son células formadas en la médula ósea y el bazo, que son fundamentales para la curación de las heridas, el control de las infecciones, y la recuperación de las lesiones. Sumergen a las bacterias y se ocupan de lo que hay que eliminar para que nos podamos curar. También liberan factores de crecimiento que prosiguen el proceso de cicatrización iniciado por las plaquetas.

Determinados monocitos emigran hasta la pared del vaso mientras que otros la atraviesan para convertirse en células de los tejidos llamadas *macrófagos*. Este término significa «gran devorador». Dichas células devoran bacterias, tejido muerto, y coágulos. Al igual que los monocitos, los macrófagos son una fuente abundante de factores de crecimiento que prosiguen la labor de reacción del tejido hasta que la herida ha cicatrizado.

Las *plaquetas* son minúsculas partículas desprendidas del abultado citoplasma de una célula de gran tamaño situada en la médula ósea llamada *megacariocito*. Estos fragmentos citoplasmáticos penetran en el torrente sanguíneo y se llaman *plaquetas* porque parecen pequeñas placas. Muchas de ellas flotan cerca de la pared del vaso, siempre preparadas a pegarse y a poner en marcha una reacción de coagulación local para taponar la brecha y detener la hemorragia, en caso de que alguna lesión haya herido y atravesado la pared del vaso. De hecho, si la producción de plaquetas se detuviese, sangraríamos hasta morir, aun cuando la herida causante fuera de poca importancia. Por otra parte, si fabricásemos demasiadas también moriríamos por el efecto de una coagulación excesiva.

En cualquier lesión importante, los vasos se dañan y se pierde determinada cantidad de sangre en la herida. Las plaquetas que están en la zona de la lesión tienen dos funciones vitales cuando esto sucede. En primer lugar, se agregan (se pegan entre sí) para detener la hemorragia; y en segundo lugar, liberan sustancias químicas denominadas *factores de crecimiento* para estimular la cicatrización. Dichas sustancias químicas atraen células y minúsculos vasos sanguíneos hasta la herida, donde se multiplican y cicatrizan la lesión.

## Coagulación sanguínea y formación de embolos

### Coagulación sanguínea

La *coagulación* es una de las muchas funciones que tiene la sangre para conservarnos vivos. Sin esta capacidad, sangraríamos hasta morir, aun en el caso de que sólo nos hubiésemos producido un pequeño corte. En otras palabras, la coagulación es una reacción de la sangre normal, vital y muy deseable en las circunstancias adecuadas. Sin embargo, la coagulación también puede tener lugar de forma inoportuna, en una localización inadecuada y por una razón equivocada, y puede acabar con nosotros cerrando una arteria vital. Esto puede suceder, por ejemplo, cuando la capa de tejido exterior de un núcleo de lípidos de una placa blanda situada en una arteria coronaria se rompe y permite que este material graso devastador rebose en la sangre y provoque la formación de coágulos.

La coagulación normal en una arteria, como por ejemplo la que tiene lugar cuando nos hacemos un corte en un dedo de forma accidental, es desencadenada por las plaquetas, cuya amplitud es sólo 1/5 de la que tienen los glóbulos rojos. Debido a que son de pequeño tamaño y ligeras, la mayoría de ellas flota a lo largo de la parte más exterior del torrente sanguíneo, próximas a la pared del vaso. La sangre contiene alrededor de una plaqueta por cada veinte glóbulos rojos.

No obstante, en la zona próxima a la pared, las plaquetas superan en número a los glóbulos rojos y están permanentemente preparadas para reaccionar ante una eventual herida. Cuando la pared es lesionada, las plaquetas se adhieren a la zona dañada de la pared y se activan, proceso que potencia su pegajosidad inherente al máximo nivel. Estas plaquetas activadas se pegan entre sí y al área lesionada. Cuando otras plaquetas entran en contacto con estas plaquetas pegajosas, aquellas también se activan y se pegan a las primeras. El proceso continúa, formándose un *tapón de plaquetas*, capaz de cerrar un ligero corte en un vaso de pequeño tamaño.

Sin embargo, si el corte es demasiado grande para que lo pueda cerrar el tapón de plaquetas exclusivamente, las plaquetas poseen otra propiedad que les ayuda a llevar la tarea a término. Pueden hacer que una proteína de la sangre llamada *fibrinógeno* forme fibras de un material pegajoso denominado *fibrina* que se pega a sí mismo, a las plaquetas y a la pared lesionada, dando lugar a una malla de múltiples capas alrededor del tapón de plaquetas que aprisiona glóbulos rojos para formar un coágulo que se adhiere a la pared del vaso e intenta cubrir la brecha. Pero si el coágulo no puede taponar la brecha, se precisará de una atención de tipo quirúrgico para detener la hemorragia. Si no se puede disponer de dicha atención de forma inmediata, la hemorragia, por lo general, puede detenerse provisionalmente aplicando presión directa por encima de la de la zona que sangra, dando así tiempo a que el paciente pueda ser trasladado a un centro sanitario (hospital, clínica, consulta, etc.) donde pueda llevarse a cabo la intervención que precisa.

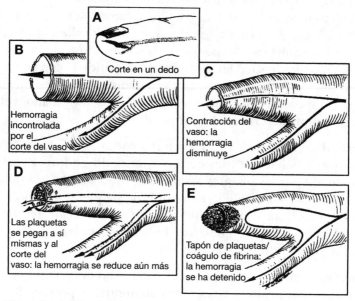

**Figura 31.** El tapón de plaquetas y el coágulo de fibrina detienen la hemorragia.

Aun cuando las plaquetas nos pueden salvar la vida al detener la hemorragia, también nos la pueden hacer perder originando coágulos nocivos. Sin embargo, las plaquetas sólo pueden hacer esto último cuando están activadas y se pegan unas a otras. En las arterias endurecidas, pueden ser activadas en su gran mayoría por una de las dos siguientes formas.

1. Por contacto con el líquido graso que se desparrama del **núcleo de lípidos** de una placa blanda cuando la capa de tejido que lo recubre se rompe (ver figura 33, página 83).

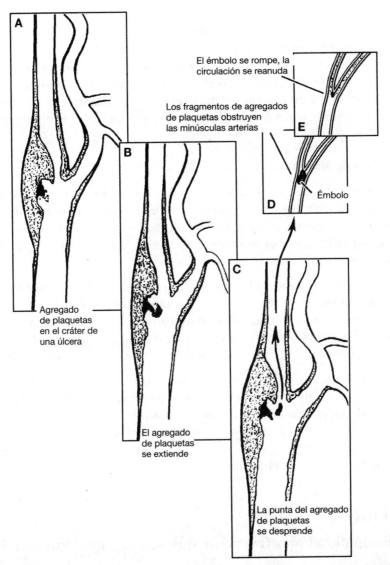

El émbolo se rompe, la circulación se reanuda

Los fragmentos de agregados de plaquetas obstruyen las minúsculas arterias

Émbolo

Agregado de plaquetas en el cráter de una úlcera

El agregado de plaquetas se extiende

La punta del agregado de plaquetas se desprende

**Figura 32.** La embolización de un fragmento de plaquetas, procedente de una placa ulcerada de la carótida, en una pequeña arteria del cerebro, provoca pérdida de funcionalidad del mismo. Si el émbolo se desintegra rápidamente, el daño se repara inmediatamente. Este tipo de episodio, similar a un accidente vascular cerebral de breve duración, se denomina ataque isquémico transitorio (AIT).

2. Por contacto con los agregados de colesterol, otros materiales grasos, y calcio que a menudo forman parte de la superficie de circulación, irregular y rugosa, de las arterias arterioescleróticas. Asimismo, dichas superficies pierden con frecuencia su cubierta protectora de células endoteliales y pueden incluso desarrollar úlceras. Todas estas modificaciones hacen que dichas superficies enfermas sean propensas a iniciar la agregación de plaquetas y la formación de coágulos (ver figura 34, página 84).

**Formación de émbolos**

Los agregados de plaquetas o los coágulos también pueden ocasionar problemas de otro tipo. Los fragmentos pueden desprenderse y ser arrastrados por el torrente sanguíneo hasta un punto en que se vuelven demasiado grandes para poder avanzar más, a medida que el cauce circulatorio se convierte en más y más estrecho.

Tales objetos transportados por la sangre que taponan el conducto circulatorio en un punto determinado se llaman **émbolos**. Pueden ser muy pequeños, desintegrarse y permitir que se reanude la circulación sanguínea, o pueden ser de tal tamaño y permanencia en el lugar que ocasionen un accidente vascular cerebral importante o la amputación de un miembro.

Los émbolos son poco frecuentes en las venas. La mayoría de émbolos venosos son coágulos que se han despegado de allí donde se formaron, en las venas de las piernas, y son transportados por la sangre hasta los pulmones. Algunos de estos émbolos venosos pueden ser tan grandes que obturan las grandes arterias pulmonares y provocan la muerte al cabo de pocos minutos por falta de circulación.

# ARTERIOSCLEROSIS

## La anormalidad más frecuente que afecta a nuestras arterias

### Consideraciones generales

En general hay *cuatro* circunstancias patológicas que afectan de forma adversa a nuestras arterias. Éstas son: heridas, infecciones, formación de tumores y endurecimiento de las arterias (arteriosclerosis). Las heridas son muy poco frecuentes; las infecciones y la formación de tumores son raros. En cambio, la arteriosclerosis es la causa más frecuente de incapacidad y muerte en el opulento mundo occidental.

La arteriosclerosis es un trastorno metabólico que provoca la degeneración de la parte más interna de las paredes de nuestras arterias.

Esta degeneración puede ocasionarnos la muerte de una de las dos formas siguientes:

1. Con mayor frecuencia, estrecha el lumen arterial (canal) y luego ocasiona la formación de coágulos que completan la obstrucción, deteniendo la circulación de la sangre hacia los órganos vitales, tales como el corazón, y dando lugar a un ataque al corazón mortal.
2. Con menor frecuencia, el proceso debilita la pared de tal forma que ésta progresivamente se va abultando formando un aneurisma que finalmente termina por reventar provocando la muerte a causa de la hemorragia.

La arteriosclerosis es producida por *anormalidades de la química de la sangre originadas por* la herencia; el fumar; una dieta rica en hidratos de carbono bajos en fibra,* azúcar refinado,* grasas saturadas,* grasas hidrogenadas,* y calorías; un estilo de vida sedentario; exceso de peso; y demasiado estrés. Estas anormalidades sanguíneas incluyen:

1. Niveles elevados de un tipo de colesterol (LDL– páginas 81-82).
2. Niveles bajos de otro tipo de colesterol (HDL – páginas 81-82).
3. Niveles elevados de triglicéridos (grasas sanguíneas).
4. Niveles elevados de glucosa en la sangre (diabetis – página 180).
5. Niveles elevados de homocisteína (un aminoácido – página 180-181).

La hipertensión, diabetes, gota y una baja función tiroidea también nos predisponen al desarrollo de arteriosclerosis.

Los factores *genéticos* son la causa de la química anormal del colesterol en sólo cerca de un 5% de las personas que desarrollan arteriosclerosis. Ello significa que dichas personas nacieron ya con el problema. Su hígado no puede eliminar el colesterol LDL de la sangre. **En el 95% restante de las personas con arterias endurecidas, los factores relativos al *estilo de vida* son los causantes de la enfermedad.**

Las abreviaturas HDL y LDL se refieren respectivamente a la primera letra de las expresiones lipoproteína de alta y baja densidad en inglés (*high density lipoprotein* y *low density lipoprotein*). Su unión con proteínas hace del colesterol una grasa soluble en la sangre y en los líquidos tisulares. Debido

---

* Ver glosario.

a su mayor contenido en proteínas, el colesterol HDL colabora en el transporte del colesterol LDL y probablemente de otras grasas desde su salida de la pared arterial hasta el hígado para su reprocesamiento y/o excreción en la bilis. Sin embargo, esto no puede suceder si no existe una cantidad suficiente de HDL para llevar a cabo dicha tarea. Por esta razón, con frecuencia se denomina al HDL el colesterol «bueno» y al LDL el colesterol «malo», si bien el colesterol LDL es fundamental para la vida de todas las células del cuerpo. Pero tal como ocurre con todas las sustancias químicas del organismo, la seguridad es una cuestión de dosis. La etiqueta de «malo» para el LDL es verdadera sólo si su nivel en sangre está por encima de 130 mg/dl (si es inferior a 100, perfecto).

El exceso de colesterol LDL y triglicéridos se propaga en la parte más interior de la pared arterial y origina la formación de placas. A partir de aquí también puede producirse calcificación.

Si se produce una calcificación muy acusada, la placa se *endurece*. Si se produce poca o ninguna calcificación, la placa se mantiene blanda. Muchas placas blandas desarrollan un centro aceitoso, muy viscoso llamado núcleo de lípidos (graso). Dichas placas blandas pueden romperse y descargar su contenido de lípidos, lo que provoca la agregación de las plaquetas y que la sangre se coagule. La oclusión coronaria debida a la rotura de la placa es la causa más frecuente de ataques al corazón.

La vida moderna en el mundo occidental tiende a convertirnos en individuos sedentarios, con estrés y exceso de peso. Nos encontramos permanentemente frente a la publicidad de comida rápida, de elevado contenido calórico, asequible, apetitosa, rica en hidratos de carbono con bajo contenido en fibra, azúcar refinado, grasas saturadas y grasas hidrogenadas. Con el paso del tiempo, nuestra química sanguínea refleja si fumamos, lo que comemos, cuanto ejercicio físico hacemos, lo que pesamos, y el grado de estrés que soportamos en nuestras vidas.

Lo que *deberíamos* hacer para mantener en buen estado nuestras arterias, los *salvavidas* del interior de nuestro organismo, es evidente. *Debemos dejar de fumar, seguir una dieta adecuada, hacer ejercicio físico regularmente, conseguir y mantener un peso normal y controlar las reacciones al estrés que soportamos.*

Seguir esta simple receta para llevar una vida con el corazón sano es el modo más práctico de evitar la epidemia de muertes e incapacidades que está ahogando al mundo occidental... y cada vez más, al mundo *entero*.

Mientras nos atormentamos con el elevado coste de la atención médica, seguimos subvencionando el cultivo de tabaco y no conseguimos educar a nuestros hijos sobre los beneficios de la prevención de la enfermedad. Ha llegado el momento de que seamos realistas.

Rotura del núcleo de lípidos seguida de coagulación sanguínea

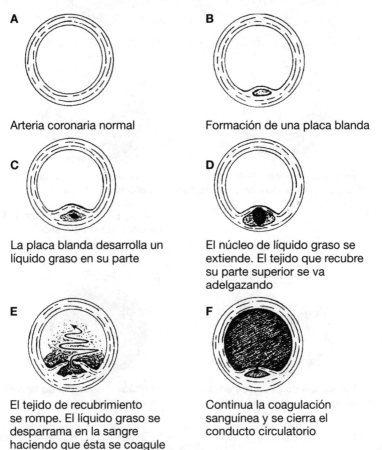

**A** Arteria coronaria normal

**B** Formación de una placa blanda

**C** La placa blanda desarrolla un líquido graso en su parte

**D** El núcleo de líquido graso se extiende. El tejido que recubre su parte superior se va adelgazando

**E** El tejido de recubrimiento se rompe. El líquido graso se desparrama en la sangre haciendo que ésta se coagule

**F** Continua la coagulación sanguínea y se cierra el conducto circulatorio

**Figura 33.** Desarrollo de una pequeña placa blanda con núcleo de lípidos en una arteria coronaria. El núcleo aumenta de tamaño y rompe su capa fibrosa, permitiendo que su contenido aceitoso, devastador, se desparrame en la sangre haciendo que ésta se coagule. Ello obstruye el conducto circulatorio y provoca un ataque al corazón, la causa más frecuente de muerte en los países industrializados. Si se administra un anticoagulante dentro de la primera hora siguiente a la obstrucción total de la arteria, probablemente el coágulo se disolverá, la circulación de la sangre se restablecerá, y el músculo cardiaco se salvará.

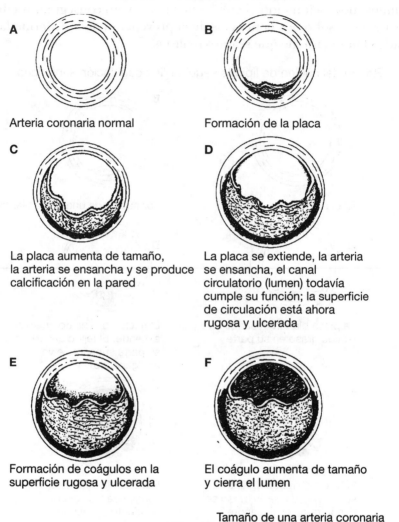

Ulceración seguida de coagulación sanguínea

**A** Arteria coronaria normal

**B** Formación de la placa

**C** La placa aumenta de tamaño, la arteria se ensancha y se produce calcificación en la pared

**D** La placa se extiende, la arteria se ensancha, el canal circulatorio (lumen) todavía cumple su función; la superficie de circulación está ahora rugosa y ulcerada

**E** Formación de coágulos en la superficie rugosa y ulcerada

**F** El coágulo aumenta de tamaño y cierra el lumen

Tamaño de una arteria coronaria de tamaño medio

**Figura 34.** El desarrollo de una placa dura (calcificada) con la superficie de circulación rugosa y ulcerada en una arteria coronaria provoca que las plaquetas se adhieran, activen y agreguen, estimulando la formación de un coágulo que obstruye totalmente el conducto circulatorio.

Debemos poner manos a la obra antes de que el coste de nuestra atención médica se convierta en verdaderamente insoportable. Podemos conseguirlo haciendo que disminuya el número de personas que se transforman en pacientes dependientes de una atención médica de alta tecnología y elevado coste a través de que cada uno de nosotros se comprometa a elegir un estilo de vida que nos permita vivir tan saludablemente como sea posible.

No hay ninguna duda: nuestras arterias son «salvavidas». Porque cuando ellas se **obstruyen** o **revientan**, nosotros padecemos intensamente y podemos morir. Por ello, la mayor parte del resto del libro después de este apartado se concentra en el diagnóstico, prevención y tratamiento quirúrgico de la arteriosclerosis y sus complicaciones.

**Dos complicaciones principales**

Queremos repetir y destacar que las dos complicaciones principales de la arteriosclerosis (endurecimiento de las arterias) son la *obstrucción* del conducto circulatorio y la formación de aneurismas. Estas consecuencias adversas pueden resumirse de la siguiente forma:

1. **Obstrucción del conducto circulatorio.** El conducto circulatorio de la arteria arteriosclerótica puede estrecharse mucho e incluso cerrarse completamente debido al engrosamiento de la pared interna del vaso y a la formación de coágulos, los cuales se desencadenan o por la ruptura de placas bandas con núcleos de lípidos o por la ulceración y rugosidad de la superficie de circulación. La sangre que necesitamos para vivir no puede circular y llegar a los tejidos. La falta de riego sanguíneo provoca ataques al corazón, accidentes vasculares cerebrales, hipertensión debida a la disminución de la circulación de sangre arterial a uno o a ambos riñones, insuficiencia renal, ceguera, capacidad ambulatoria restringida y amputación de miembros. Estas afecciones son mucho más frecuentes que los aneurismas y se dan con una frecuencia más elevada entre pacientes diabéticos.

2. **Formación de aneurismas.** En este caso, la pared de la arteria arteriosclerótica, normalmente la de la aorta en el bajo abdomen de donde surgen las arterias que van a los riñones, se debilita y da lugar a que, bajo el incesante martilleo de la presión arterial, se forme una protuberancia parecida a un globo llamada aneurisma. Los aneurismas de aorta siguen creciendo y, generalmente, sin que se den síntomas previos, revientan de repente, ocasionando una hemorragia mortal.

Examinaremos ahora cómo estas consecuencias, aparentemente contradictorias, se desarrollan.

## Obstrucción del conducto circulatorio

La arteriosclerosis se inicia cuando los altos niveles en sangre del colesterol LDL, otras grasas, y la homocisteína (páginas 180-181) dañan las frágiles células endoteliales que revisten el interior de las arterias. Los lípidos (colesterol y otras grasas) penetran en las células musculares en la parte interna de la pared y la lesionan. Algunas mueren. Se instalan en su lugar otras células musculares procedentes de la pared exterior, y algunas de ellas mueren también. Las células musculares situadas alrededor de la zona lesionada segregan sustancias proteináceas para aislarla con una pared.

A continuación se forma un material de tipo óseo en alguno de estos depósitos, dando lugar a lo que en términos médicos se conoce como *placa arteriosclerótica dura*. Otros se conservan blandos y algunos desarrollan *núcleos de lípidos viscosos*. Las placas duras hacen que la pared se atiese y a menudo se resquebraje, dando nombre a lo que en términos coloquiales se llama «endurecimiento de las arterias». El proceso de desarrollo de la placa engrosa la pared interna y estrecha el conducto circulatorio en grado variable. Luego puede ocurrir que se formen coágulos en la superficie de circulación anormal de dichas arterias arterioscleróticas y las obstruyan completamente. La causa más frecuente de dicha formación de coágulos es la rotura del núcleo de lípidos de una placa pequeña, blanda en la pared interna de la arteria «endurecida» (figura 33, página 83).

Pero la coagulación también se origina a partir de las plaquetas que se pegan a la superficie de circulación, ulcerada y rugosa, de placas duras que han perdido su capa protectora de células endoteliales (figura 34, página 84). Esta coagulación puede ser tan extensa que llegue a obstruir totalmente la arteria. Los tejidos que pierden el riego sanguíneo mueren, como por ejemplo los del corazón en un ataque al corazón o los del cerebro en un accidente vascular cerebral.

Cuando la arteria principal se cierra del todo por un coágulo, la única sangre que puede llegar a los tejidos que se encuentran más abajo del mismo es la que lo consigue circulando a través de pequeñas ramificaciones que se originan **encima** de la obstrucción y se unen a otras pequeñas ramas que surgen **debajo** de ella.

# Obstrucción por coagulación

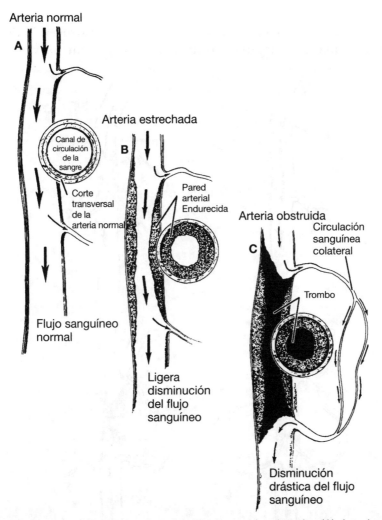

**Figura 35**. Obstrucción progresiva del conducto circulatorio. (A) Arteria normal con el conducto circulatorio totalmente abierto. (B) Desarrollo de arteriosclerosis que ha engrosado la pared interna y ha estrechado moderadamente el canal circulatorio. (C) Obstrucción total del canal por un coágulo (trombo) que se ha formado en la superficie de circulación enferma.

**Tentativa de la naturaleza para compensar la obstrucción del cauce circulatorio**

Si el conducto circulatorio de una arteria se va obstruyendo de forma *gradual*, las ramas que surgen de forma inmediata por encima y por debajo

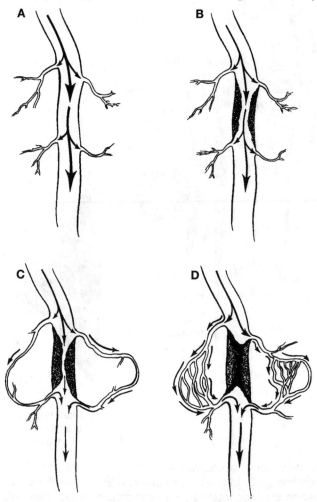

**Figura 36.** Desarrollo de circulación colateral. (A) Arteria normal con pequeños ramales; no hay circulación colateral. (B) La misma arteria presenta un estrechamiento moderado; no hay circulación colateral. (C) La misma arteria con un estrechamiento importante. Se empieza a desarrollar circulación colateral. (D) La misma arteria, ahora completamente cerrada por la formación de un coágulo, con mayor circulación colateral sobrepasando la zona de obstrucción. A veces, como en este caso, se desarrolla una corriente importante.

de la zona obstruida tienen tiempo suficiente para aumentar de tamaño, crecer en la dirección respectiva, y finalmente encontrarse para establecer conexiones directas que proporcionan cierta cantidad de riego sanguíneo a los tejidos que se encuentran debajo de la zona de obstrucción.

Los vasos que llevan a cabo estas conexiones se llaman *canales colaterales* y la sangre que circula a través de ellos se denomina *circulación colateral*.

En determinadas ocasiones si el cierre es gradual, estos canales colaterales pueden llegar a ser lo suficientemente grandes, la arteria principal se cierre, y la persona afectada jamás advierta que algo ha ocurrido (figura 88, página 223). Esto es poco frecuente puesto que la naturaleza necesita mucho tiempo para llegar a formar canales de este calibre.

Si se produce una obstrucción completa de forma rápida, como sucede cuando una placa coronaria blanda con un núcleo de lípidos se rompe y provoca la formación de un coágulo (trombo), normalmente la persona afectada sufre un ataque al corazón porque no hay la circulación colateral suficiente que pueda proporcionar el oxígeno y nutrientes necesarios para mantener vivo el músculo cardiaco.

Por medio de la cirugía de *bypass*, el cirujano puede *crear* de forma rápida un vaso colateral de gran tamaño implantando un injerto que va de la arteria abierta en una localización por encima de la obstrucción a una arteria abierta por *debajo* de ella. Esto crea un gran canal (rodeo) *alrededor* de la obstrucción que suministra sangre a los empobrecidos tejidos situados por debajo de la obstrucción.

Los signos y síntomas de una arteria obstruida dependen de: (1) el órgano o parte del cuerpo afectada, (2) la importancia de la obstrucción, y (3) el grado de circulación colateral que el organismo ha tenido tiempo de desarrollar.

## Formación de aneurismas

Ni siquiera una presión sanguínea elevada puede llegar a romper una arteria *normal*, porque su firme pared elástica posee la resistencia necesaria para contener la potente fuerza del latido cardiaco.

Sin embargo, en determinadas personas, la *arteriosclerosis* debilita la pared arterial de tal forma que la potencia del pulso hace que la pared se hin-

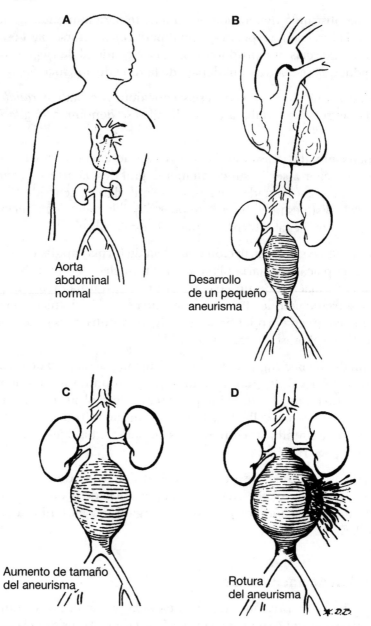

**A**

Aorta
abdominal
normal

**B**

Desarrollo
de un pequeño
aneurisma

**C**

Aumento de tamaño
del aneurisma

**D**

Rotura
del aneurisma

**Figura 37.** Desarrollo de un aneurisma con aumento progresivo de tamaño que conduce a su rotura con hemorragia a gran escala.

che como un globo. Esto sucede casi siempre en la arteria de mayor tamaño, la aorta, con mayor frecuencia en el abdomen (aproximadamente a unos dos centímetros y medio por debajo de donde se originan las arterias que van a los riñones) que en el tórax, y con menor frecuencia en las arterias de las piernas. A medida que el área dilatada (aneurisma) se hace mayor, aumenta la tensión sobre su pared. Esta tensión creciente hace que el aneurisma aumente de tamaño, estableciéndose un círculo vicioso por el que los pequeños aneurismas se hacen cada vez mayores, hasta que al final revientan.

Aun cuando la tasa de crecimiento de un aneurisma de aorta es generalmente gradual, con el tiempo, la pared se **debilita** y se **estira** hasta el punto en que la presión arterial finalmente la **rompe**. Cuando esto ocurre, se produce una hemorragia masiva que al cabo de poco tiempo será mortal, a menos que pueda llevarse a cabo una intervención quirúrgica de urgencia que sea capaz de detener la pérdida de sangre.

En el mejor de los casos, la tasa de mortalidad de los pacientes que se someten a cirugía de urgencia por rotura de aneurismas abdominales de la aorta es elevada... con frecuencia superior al 50%. Por ello, se recomienda que un cirujano calificado lleve a cabo la intervención quirúrgica antes de que se produzca la rotura si el estado general del paciente es bueno. En estas condiciones favorables, el riesgo de mortalidad está por debajo del 2%.

A diferencia de los aneurismas de aorta que tienden a reventarse, los aneurismas de las arterias de las piernas tienen más probabilidades de ser ocupados por un coágulo y cerrarse, obstruyendo la circulación de la sangre.

# 2

# Diagnóstico

## CONSIDERACIONES GENERALES

El tratamiento adecuado del paciente se inicia con el diagnóstico de lo que no está funcionando correctamente. En determinados pacientes afectados de arteriosclerosis, el conducto circulatorio de las arterias fundamentales puede llegar a **obstruirse**. En otros, la pared del vaso puede debilitarse y **formar un bulto** (aneurisma). Debido a que estas incidencias pueden ser fatales, es importante para los doctores descubrir (diagnosticar) si una o ambas situaciones amenazadoras están presentes. Esta sección describe cómo se lleva a cabo el diagnóstico.

La obstrucción de las arterias se da con mayor frecuencia que los aneurismas y tiende a producirse allí donde el conducto circulatorio se divide, especialmente en el corazón, cuello y piernas. Dicha obstrucción puede llegar a provocar dolor, en cambio los aneurismas rara vez lo ocasionan hasta que se inicia la rotura. Si los aneurismas se pueden palpar, se diagnostican con facilidad por sus amplias e intensas pulsaciones. Por otra parte, las arterias obstruidas no presentan pulso o éste es muy débil, en función del grado de obstrucción.

## DIAGNÓSTICO DE OBSTRUCCIÓN DE LAS ARTERIAS

Si el estrechamiento del conducto circulatorio es acusado, hace que disminuya de forma importante el flujo sanguíneo hacia los tejidos y ocasiona un descenso amenazador del suministro de oxígeno, agua, nutrientes, y otras sustancias químicas a las células. Los síntomas y cambios que se hacen evidentes como consecuencia de estas deficiencias dependen de qué órgano o parte del cuerpo está siendo privada del riego sanguíneo.

La obstrucción de las arterias coronarias del *corazón*, se diagnostica por medio de los síntomas experimentados por el paciente así como por estudios especiales, entre los que se incluyen:

1. Registro de la actividad eléctrica del corazón (*electrocardiograma – ECG*) en descanso y haciendo ejercicio (*prueba de esfuerzo*), tanto al principio de haber sufrido la obstrucción como más adelante y por diversos análisis de sangre llevados a cabo en la fase inicial.
2. Determinación de si hay presente calcificación en la pared coronaria por medio de tomografía computadorizada ultrarrápida. Si hay calcificación, queda probado el endurecimiento de las arterias. Las paredes endurecidas son propensas a la obstrucción (figuras 33, 34, páginas 83, 84).
3. Radiografías de las arterias coronarias, después de que se les haya inyectado con un contraste que identifica cualquier tipo de obstrucción (*arteriogramas coronarios,* figura 40, página 100*).

La obstrucción de las arterias coronarias que van al *cerebro* se diagnostica por los síntomas, por la presencia de *soplos* y *estremecimientos* a lo largo del curso de estos vasos, por los estudios con ultrasonidos y/o por los arteriogramas que perfilan el conducto circulatorio de las arterias que van al cerebro. Los soplos y estremecimientos son ocasionados por la turbulencia (flujo desordenado, como un torbellino) de la sangre cuando sale de un punto de estrechamiento. En caso de que se trate de un soplo, la turbulencia sacude la pared del vaso con la suficiente fuerza como para que la vibración pueda *oírse* con la ayuda de un estetoscopio (figura 42, página 104). En caso de que se trate de un estremecimiento, la turbulencia sacude los tejidos de forma tan intensa que la vibración puede *palparse* colocando suavemente un dedo en la piel sobre la arteria.

La obstrucción de las arterias que van a los *riñones* se diagnostica a través de estudios con ultrasonidos y arteriogramas. La significación funcional de tales obstrucciones puede evaluarse por la cantidad de una sustancia llamada *renina* que los riñones segregan a la sangre. Cuanto más se reduce el suministro de sangre a los riñones, más renina segregan. Esta sustancia química provoca que las pequeñas arterias de todo el cuerpo se contraigan. Cuanta más renina hay, más se constriñen estos pequeños vasos, y más aumenta la presión sanguínea.

La obstrucción de las arterias que van a las *piernas* se diagnostica por síntomas tales como, aspecto de los pies, capacidad de ejercicio, calidad del pulso, presencia de soplos, presión sanguínea en diferentes localizaciones de las piernas, estudios de ultrasonidos, y arteriogramas.

Localizaciones preferentes de obstrucción

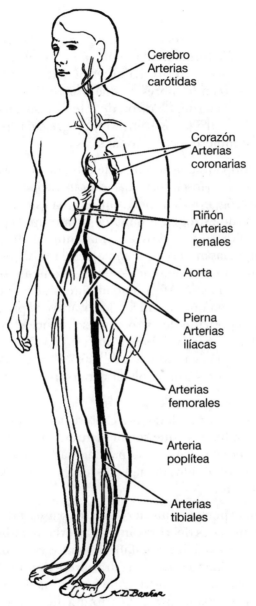

Cerebro
Arterias
carótidas

Corazón
Arterias
coronarias

Riñón
Arterias
renales

Aorta

Pierna
Arterias
ilíacas

Arterias
femorales

Arteria
poplítea

Arterias
tibiales

**Figura 38.** Localizaciones frecuentes de obstrucciones arteriales debidas al endurecimiento de las arterias y a la formación de coágulos.

## Diagnóstico de la obstrucción de las arterias que riegan el corazón

En el pasado, los médicos creían que la enfermedad coronaria era una enfermedad que afectaba fundamentalmente a los hombres. En la actualidad sabemos que esto no es cierto. La enfermedad coronaria es tan frecuente en mujeres como en hombres, lo que ocurre es que, en promedio, tiene lugar diez años más tarde. La razón de este retraso parece deberse al efecto protector de los estrógenos (hormonas segregadas principalmente por los ovarios) en las mujeres premenopáusicas.

Después de la menopausia, la ausencia de estas hormonas parece acelerar el desarrollo de la arteriosclerosis. La administración de una pequeña cantidad diaria de estrógenos de reposición retarda este proceso. El tratamiento de reposición de estrógenos también disminuye la gravedad de la osteoporosis (pérdida de sustancia ósea) en las mujeres después de la menopausia. Sin embargo, las mujeres que toman este tipo de estrógeno artificial de origen químico tienen una incidencia ligeramente superior de sufrir cáncer de útero y de mama. Afortunadamente, si se toma una pequeña cantidad de otra hormona que producen los ovarios, la progesterona junto al tratamiento de reposición de estrógenos se reduce el riesgo de padecer cáncer uterino. Sin embargo, debido a que esto no ocurre en el caso del cáncer de mama, la terapia de reposición de estrógenos puede no ser aconsejable para aquellas mujeres con un historial personal y/o familiar de cáncer de mama.

Importantes investigaciones llevadas a cabo recientemente indican que los estrógenos de «debilitados» que se encuentran en las plantas denominados *fitoestrógenos* pueden ser eficaces sin aumentar el riesgo de sufrir cáncer. Los fitoestrógenos obtenidos de haba de soja han demostrado ser muy prometedores al respecto.

Más de un millón de personas murieron en los países industrializados el año pasado de enfermedades del corazón y las arterias debidas a la arteriosclerosis. Esta cifra superaba al total de fallecimientos conjuntos debidos al cáncer, infecciones y accidentes. De esta cifra, alrededor de 550.000 murieron como consecuencia de una obstrucción repentina de arterias coronarias vitales, debida principalmente a la ruptura de placas blandas que contenían núcleos de lípidos (figura 33, página 83). Muchos de los afectados no habían mostrado síntomas previamente.

La obstrucción súbita de una arteria coronaria arteriosclerótica debido a la formación de un coágulo provoca, por lo general, la muerte del músculo cardiaco al que suministraba sangre por falta de oxígeno y nutrientes. Este suceso se denomina «ataque al corazón» o en términos médicos *infarto de miocardio*.

Durante un ataque al corazón, el paciente experimenta con frecuencia un dolor/presión en el pecho y se vuelve pálido, sudoroso, frío y húmedo. Al principio del ataque, el músculo desvalido, aún está vivo aunque moribundo. En este momento, cada minuto cuenta. Si dentro de la primera hora a partir del comienzo del dolor se administran fármacos anticoagulantes por vía intravenosa, estos extraordinarios medicamentos disuelven el coágulo formado sobre la placa rota o ulcerada, restauran la circulación, y salvan la mayor parte del músculo cardíaco amenazado.

Los pacientes que empiezan a sufrir un fuerte dolor de pecho deberían buscar ayuda de forma inmediata, de modo que si están sufriendo un ataque al corazón, los médicos puedan diagnosticarlo rápidamente y empezar el tratamiento lo más pronto posible. La acción inmediata es a menudo la diferencia entre la vida y la muerte

Como se puede advertir, el diagnóstico «ataque al corazón» se ha convertido en una auténtica emergencia médica porque mucho puede corregirse a través de un tratamiento urgente. En la actualidad, a muchos pacientes se les administran anticoagulantes en la ambulancia mientras se les traslada al hospital. En muchos centros de tratamiento cardiaco, los pacientes que entran durante las primeras horas críticas son llevados directamente al laboratorio de cardiología donde los cardiólogos llevan a cabo estudios y tratamientos especiales, a menudo intervenciones de dilatación con balón (frecuentemente con *stents*) para mantener el conducto circulatorio abierto. Estas técnicas se describirán más adelante.

Millones de personas experimentan dolor de pecho debido a que llega un riego sanguíneo *insuficiente* a su corazón. La mayoría experimenta el dolor sólo cuando la necesidad de oxígeno y nutrientes que tiene el corazón aumenta, como por ejemplo cuando se está haciendo ejercicio físico, después de las comidas, o en medio de un trastorno emocional. Este dolor, llamado **angina,** es un término que se deriva del griego que significa «sensación de quemazón». La angina se experimenta generalmente en la zona pectoral situada encima del corazón y en términos médicos se conoce como *angina pectoris*. También puede sentirse en el cuello, mandíbula, hombros, brazos y espalda. Asimismo, algunos pacientes experimentan una *presión sofocante*, como si un elefante estuviera sobre su pecho.

Extrañamente, determinados pacientes con una restricción importante del riego sanguíneo coronario no experimentan angina o la experimentan muy levemente. En su lugar, *se cansan con facilidad*, porque su corazón, escaso de oxígeno y nutrientes, no puede bombear sangre suficiente para satisfacer las necesidades del organismo. En realidad, este tipo de pacientes tiene mayor riesgo de sufrir una muerte súbita por paro cardiaco que el de aquellos otros que, al ser avisados por la angina que su músculo cardiaco necesita más riego sanguíneo, interrumpen su actividad, se colocan un comprimido de nitroglicerina bajo la lengua para dilatar las arterias coronarias, y esperan hasta que desaparece el dolor.

El médico inicia la evaluación de un paciente que ha experimentado dolor en el pecho haciéndole preguntas acerca tanto sobre su malestar concreto como sobre su historial médico, llevando a cabo un examen físico y ordenando la realización de pruebas de laboratorio, entre las que se incluye un electrocardiograma. Si estos exámenes indican la presencia de una enfermedad cardiaca, es posible que entonces el médico remita el paciente a un especialista del corazón (cardiólogo).

El cardiólogo puede pedir que se realice un *ecocardiograma*, y para determinados pacientes la obtención de *imágenes cardiacas*. Si las imágenes muestran que hay calcio en las paredes de las arterias coronarias, queda demostrada la existencia de arteriosclerosis (endurecimiento), ya que no existe ninguna otra causa que provoque dicha presencia.

Los estudios ecocardiográficos llevan consigo el envío de *ondas de sonido* al corazón que devuelve el eco. Dichas ondas se tratan para proporcionar registros gráficos en movimiento que reflejan la capacidad de contracción del corazón, tamaño de las cavidades, espesor de la pared, y función valvular. Este estudio se puede hacer en estado de descanso, haciendo ejercicio, o después del ejercicio.

El cardiólogo puede decidir luego que se haga una prueba de esfuerzo para observar los efectos del ejercicio físico progresivo sobre la presión sanguínea del paciente, el pulso, el electrocardiograma, y los síntomas. Cuando realiza esta prueba, el paciente anda, sin moverse de sitio, sobre una superficie rodante a distintas velocidades durante períodos determinados de tiempo.

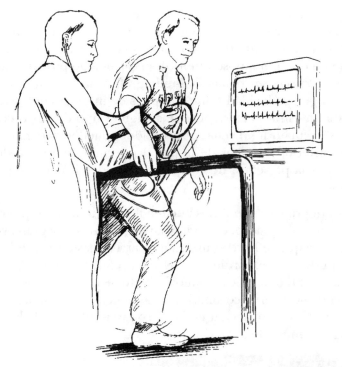

**Figura 39.** Paciente realizando la prueba de esfuerzo sobre un tapiz rodante. El médico observa al paciente y mide la presión sanguínea durante la prueba.

Si durante la prueba se producen cambios importantes que amenazan el estado del paciente, como por ejemplo, un descenso importante de la presión sanguínea; un pulso irregular, lento o acelerado; alteraciones importantes en el trazado del electrocardiograma; o que el paciente experimente un dolor anginoso intenso, debilidad, o falta de aliento, el cardiólogo detendrá la prueba y anotará el tiempo transcurrido hasta que estas alteraciones se manifestaron.

Después de finalizar la prueba, el cardiólogo observa el ECG y la presión sanguínea y anota el tiempo que se necesita para que desaparezca cualquier tipo de anormalidad provocada por el esfuerzo.

Si el paciente experimenta un leve dolor anginoso sin que sea necesario detener la prueba, el paciente notifica al cardiólogo el momento en que comienza, cómo progresa el dolor, y cuánto tiempo dura dentro del período de descanso.

Si la prueba de esfuerzo arroja unos resultados que indican la existencia de una cardiopatía coronaria grave (cambios en el ECG indicativos de una ausencia importante de riego sanguíneo al corazón y/o la aparición precoz de un dolor anginoso intenso), el cardiólogo probablemente realizará unos *arteriogramas coronarios* –radiografías de las arterias coronarias obtenidas a gran velocidad (cine) después de inyectar contraste en ellas– que pueden mostrar la existencia de cualquier tipo de obstrucción en los conductos circulatorios. Dichas obstrucciones pueden deberse a los engrosamientos arterioscleróticos de la pared interna que a menudo son empeoradas por la presencia de coágulos en las deterioradas superficies de circulación.

Los arteriogramas coronarios pueden llevarse a cabo por medio de la inserción de un tubo hueco, delgado y largo (*catéter*) en la gran arteria al nivel de la ingle que se hace avanzar hacia arriba hasta las arterias del corazón. A continuación el cardiólogo inyecta el contraste a través del catéter y capta imágenes radiográficas en movimiento de la circulación de este líquido a través de las arterias coronarias. Estas películas revelan la existencia de cualquier posible obstrucción en las coronarias que impida la circulación de la sangre al músculo cardiaco.

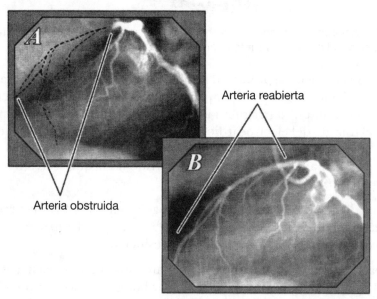

**Figura 40.** Angiogramas coronarios que muestran (A) obstrucción aguda de la parte superior de la rama descendente anterior de la arteria coronaria izquierda y (B) flujo sanguíneo restablecido en esta arteria por medio de angioplastia de balón.

Después de haber completado las pruebas, el cardiólogo diagnostica si el paciente sufre una enfermedad coronaria, y si es así, cuál es el mejor tratamiento. A esta última decisión se llega la mayor parte de las veces consultando con un cirujano cardiaco.

Las intervenciones quirúrgicas se aconsejan a aquellos pacientes que tienen un dolor anginoso intenso que no puede mitigarse con el tratamiento médico y/o los arteriogramas muestran obstrucciones que pueden llegar a ser fatales. Determinados pacientes obtienen un tratamiento más conveniente a través de una intervención denominada *angioplastia de balón* llevada a cabo por cardiólogos que dilatan las arterias coronarias estrechadas con minúsculos balones incorporados en el extremo final de largos y delgados catéteres. Otro tipo de pacientes obtiene un tratamiento más adecuado por medio de intervenciones realizadas por cirujanos que hacen incisiones, abren el tórax, e implantan de *injertos bypass* que hacen circular la sangre alrededor de las áreas obstruidas.

## Diagnóstico de la obstrucción de las arterias que riegan el cerebro

Dos pares de arterias riegan el cerebro, las *carótidas comunes* y las *vertebrales*. Las carótidas comunes tienen alrededor de un centímetro de diámetro y suben, una a cada lado, por la parte anterior del cuello para transportar sangre a la cabeza y al cerebro. Cada arteria se divide en dos vasos al nivel del ángulo de la mandíbula. Un vaso se denomina *arteria carótida interna* porque circula dentro del cráneo para regar las partes anterior y central de su lado de cerebro. El otro vaso se llama *arteria carótida externa*, porque pasa por el exterior del cráneo para regar la parte correspondiente de la cara, boca, lengua, oído y cuero cabelludo. El punto de división de las arterias carótidas comunes y los dos o tres primeros centímetros de las arterias carótidas internas son las localizaciones más frecuentemente afectadas por la arteriosclerosis.

Las dos *arterias vertebrales* son el otro par de vasos que riegan el cerebro. Estas arterias tienen un diámetro ligeramente superior al medio centímetro y circulan hacia arriba, una a cada lado de la parte anterior del cuello. Pasan a través de una abertura en la parte lateral de los seis segmentos superiores de la columna vertebral en el cuello y entran en el cráneo donde se unen para formar la *arteria basilar* que riega la base y la parte posterior de ambos

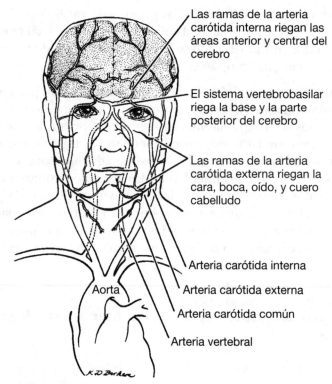

Las ramas de la arteria carótida interna riegan las áreas anterior y central del cerebro

El sistema vertebrobasilar riega la base y la parte posterior del cerebro

Las ramas de la arteria carótida externa riegan la cara, boca, oído, y cuero cabelludo

Arteria carótida interna

Arteria carótida externa

Aorta

Arteria carótida común

Arteria vertebral

**Figura 41.** Arterias del cerebro.

lados del cerebro. Estos vasos están menos frecuentemente afectados por la arteriosclerosis que las arterias carótidas.

Cuando se obstruye el riego de sangre a un área determinada del cerebro, sus células vitales serán dañadas o destruidas, provocando pérdida de la función cerebral. Esta patología, denominada *stroke*, accidente o ataque vascular cerebral está provocada o bien por fragmentos (*émbolos*) de coágulos, agregados plaquetarios, o residuos de colesterol que son transportados por la sangre hasta el cerebro donde obstruyen los vasos y cierran el riego sanguíneo; o bien por *coágulos* que se forman en los vasos del cerebro; o bien por *hemorragias* consecuencia de la rotura de arterias que riegan el cerebro. Cuando se produce un *accidente vascular cerebral*, el grado de la función cerebral que se pierde está en función de qué parte del cerebro ha sido afectada, qué extensión ha sido dañada o destruida, y el efecto que esta lesión tiene para el resto del cerebro.

Es posible que la víctima de un accidente vascular cerebral (*stroke*) quede paralizada de un lado de su cuerpo, y además que no pueda sentir, hablar, ver, tragar, oler, comprender, percibir o entender una conversación. Éstos y otros déficits pueden darse en combinación y variar en diversos grados de intensidad. La pérdida de la función puede ser transitoria o permanente. Generalmente, cuanto peor sea el déficit inicial, menores serán las probabilidades de recuperar la función perdida.

Tal como ocurre en el caso de un ataque al corazón, el accidente vascular cerebral se produce cuando las células vitales pierden el suministro que les llega a través de la sangre y mueren por falta de oxígeno. *Las células cerebrales muertas no pueden reemplazarse. Se han ido para siempre.* De aquí que la **prevención** de los accidentes vasculares cerebrales, más que el tratamiento de sus desastrosas consecuencias, sea nuestro **objetivo principal**.

Alrededor del 50% de los accidentes vasculares cerebrales se producen porque la arteriosclerosis provoca que la parte interna de la pared de las arterias carótidas en su punto de división en el cuello cerca del ángulo de la mandíbula aumente de espesor y que la superficie por la que circula la sangre se vuelva rugosa y ulcerada.

Las plaquetas se adhieren a estas superficies enfermas como moscas a la miel. Estas plaquetas adhesivas se activan y atraen a otras plaquetas que se pegan a ellas y a su vez se activan. Estas plaquetas recientemente activadas atraen todavía más plaquetas las cuales se pegan a ellas y a su vez se activan, etc. Esta cascada de agregaciones conduce a la formación de quebradizos grupos de plaquetas que sobresalen en el conducto circulatorio donde fácilmente pueden llegar a desprenderse pequeños fragmentos. Cuando ello ocurre, estas partículas (émbolos) son transportadas por la sangre hasta el cerebro donde taponan pequeñas arterias y cierran el riego sanguíneo a las áreas nutridas por estos vasos.

Afortunadamente, la mayoría de estos fragmentos de plaquetas se deshacen en un período de tiempo que oscila de unos cuantos segundos a uno o dos minutos porque las células que revisten las arterias donde se alojan segregan unas potentes sustancias químicas que hacen que las plaquetas pierdan su capacidad de adhesión y se separen. A medida que esto sucede, la circulación se restablece y los síntomas, similares a los de un accidente vascular cerebral, desaparecen rápidamente (figura 32, página 79). Pero si los fragmentos son grandes, no se deshacen, o se deshacen demasiado tarde, el accidente vascular cerebral persiste.

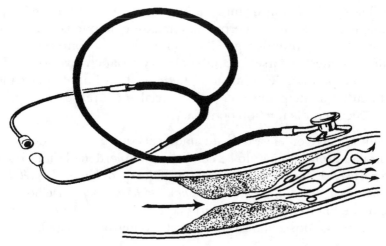

**Figura 42.** Un estetoscopio es un instrumento que los médicos utilizan para oír los soplos (ruidos) ocasionados por la turbulencia de la corriente sanguínea.

Asimismo, cuando la arteria carótida se estrecha de forma importante, hay el riesgo de que la sangre próxima a la minúscula abertura que aún queda forme un coágulo y cierre del todo el conducto circulatorio. Si ello ocurre las células del cerebro morirán probablemente de forma rápida por falta de oxígeno y provocaran un *accidente vascular cerebral permanente*. Los accidentes vasculares cerebrales graves, por regla general, lisian e incapacitan a los pacientes durante un largo período de tiempo antes de ocasionarles la muerte.

Afortunadamente, estos amenazadores cambios arterioscleróticos que tienen lugar en las carótidas a menudo, con frecuencia pueden diagnosticarse cuando aún hay tiempo para impedir que provoquen un accidente vascular cerebral. *Dos* simples *indicios* lo hacen posible. El **primero** es la presencia de soplos que pueden oírse cerca del ángulo de la mandíbula por medio de un estetoscopio. Los soplos son ruidos vibratorios creados por la turbulencia producida cuando un torrente de sangre sale a chorro desde un canal estrechado a una zona relativamente ancha en la que el flujo es mucho más pausado. En general, cuanto más pequeño se vuelve el canal estrechado, más deprisa circula la sangre a su través.

La **segunda** pista que sugiere la presencia de una patología arteriosclerótica en las arterias carótidas es el historial de uno o más episodios breves, parecidos al *stroke* denominados *ataques isquémicos transitorios* (AIT). Esta ex-

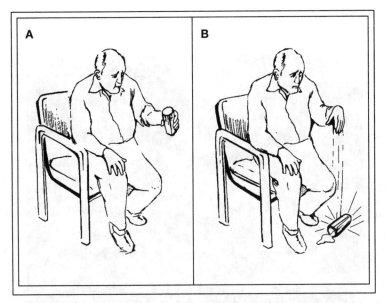

**Figura 43.** A este hombre se le cae el vaso porque un pequeño émbolo, formado por plaquetas, en la parte derecha de su cerebro, le ha provocado una repentina debilidad en su mano izquierda. La mano izquierda está afectada porque el lado derecho del cerebro controla la parte izquierda del organismo y viceversa. Si el émbolo se disuelve rápidamente lo que permite que se restablezca la circulación, la debilidad de la mano izquierda desaparecerá pronto. En ese caso, el episodio se denomina ataque isquémico transitorio (AIT).

presión se refiere a la pérdida funcional temporal debida a una interrupción momentánea de la circulación en una pequeña parte del cerebro (figura 32, página 79). Los AIT pueden ocasionar una breve pérdida de visión, de sensación, de la capacidad de hablar y escribir, de sostener un vaso, o de pasear, y muchos más tipos de déficits. Los AIT mejoran rápidamente debido a que los émbolos (que provocan estos ataques) se disuelven pronto y permiten que se restablezca la circulación.

Los pacientes que han sufrido un AIT están en una situación de riesgo elevado de sufrir un accidente vascular cerebral en el futuro inmediato. Por dicha razón, deberían ponerse en contacto inmediato con su médico o acudir a la sección de urgencias del hospital más cercano. A menos que su estado general sea muy malo, todos los pacientes en los que no haya duda que han sufrido un AIT deberían someterse a más estudios para determinar si es necesario un tratamiento adicional. Hasta hace poco tiempo, ello quería decir tomar radiografías de las arterias que riegan el cerebro después de inyectar en ellas líquido de contraste.

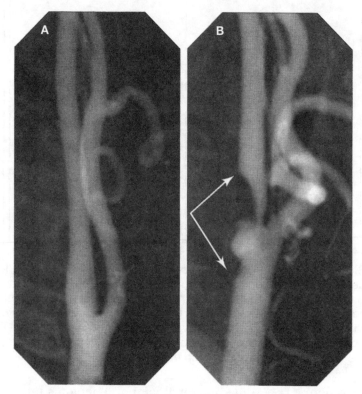

**Figura 44.** (A) Arteriograma de una carótida derecha normal. (B) Arteriograma de una carótida derecha anormal mostrando una estenosis pronunciada y ulceración que afecta al origen y primer tramo de la arteria carótida interna. La extensión del área afectada se muestra por medio de flechas.

En la actualidad, gran parte de los pacientes que han sufrido un AIT se les someterá únicamente a estudios de ultrasonido, conocidos generalmente como «*Doppler*» o «*Duplex*», en lugar de a arteriogramas de carótida ya que aquéllos son también muy precisos y además, no implican riesgo, son indoloros, y son mucho más baratos que los estudios radiográficos, en una proporción que va de uno a diez.

El paciente acude a un laboratorio vascular donde un técnico lleva a cabo el examen de ultrasonidos pasando una sonda a lo largo de la piel sobre las arterias carótidas. Esta sonda genera unas ondas de sonido que son dirigidas

Estudio ultrasonidos de la carótida

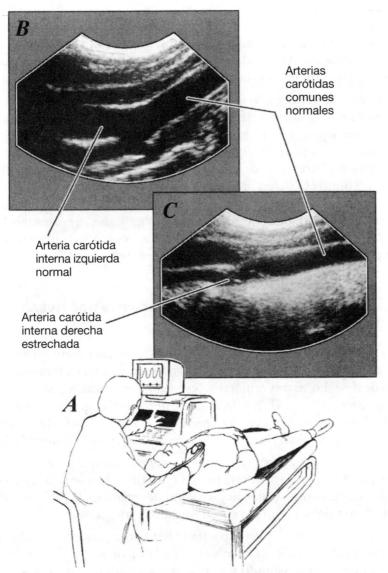

*B*

Arterias
carótidas
comunes
normales

Arteria carótida
interna izquierda
normal

Arteria carótida
interna derecha
estrechada

*C*

*A*

**Figura 45.** (A) Paciente sometiéndose a estudios de ultrasonido duplex de la carótida. (B) Resultados normales del ultrasonido de la carótida izquierda. (C) Resultados anormales del ultrasonido de la carótida derecha, mostrando formación de placas con un estrechamiento importante en el primer tramo de la arteria
carótida interna.

internamente hacia la arteria subyacente la cual a su vez las refleja. Estas ondas reflejadas se procesan para crear una imagen del conducto circulatorio.

Utilizando otra característica de esta misma sonda, el técnico mide luego la velocidad de la sangre cuando pasa a través del conducto circulatorio. La corriente es más rápida a medida que el canal se estrecha. Esta medición de la velocidad es un indicador preciso del calibre (tamaño) del canal circulatorio.

Si los estudios realizados sobre la base de arteriogramas o de ultrasonidos indican que existe un estrechamiento importante del conducto circulatorio de una arteria que riega el cerebro, por lo general se aconseja la intervención quirúrgica, en especial si el paciente ha presentado síntomas transitorios similares a los del accidente vascular cerebral. El cirujano abre la arteria; elimina la pared interna enferma y gruesa; y cose de nuevo la pared exterior normal para restaurar un cauce circulatorio completo que posea una superficie para la circulación de la sangre lisa y resistente a los coágulos (figura 79, página 211). La mayoría de pacientes que se someten a esta intervención son dados de alta al día siguiente.

## Diagnóstico de la obstrucción de las arterias que riegan los riñones

Los riñones *filtran* la sangre y *excretan* un líquido amarillento denominado orina. Si los riñones no pueden llevar a cabo su tarea adecuadamente, los productos de desecho, agua y minerales (especialmente potasio) se acumulan en la sangre hasta el punto de que pueden envenenar el organismo y provocar la muerte. Los riñones segregan también una hormona llamada *eritropoyetina* que estimula la producción de glóbulos rojos por parte de la médula ósea.

Una obstrucción severa del riego de sangre arterial a un riñón puede conducir a que se produzca una presión arterial muy elevada (que responde mal al tratamiento farmacológico), y al deterioro de la función así como a un descenso del tamaño del riñón privado de riego.

Cuando se descubre que un paciente tiene una presión muy alta que no puede controlarse satisfactoriamente por la medicación, deben llevarse a cabo estudios de ultrasonido y arteriogramas para determinar si hay obstrucción del flujo sanguíneo a uno o a ambos riñones. Cuando existe un estrechamiento importante de una arteria del riñón (renal), el flujo de sangre a este riñón disminuye. Esto provoca que el riñón segregue mayor cantidad de una sustancia química característica de la presión sanguínea elevada llamada *renina*. Esta sustancia química reacciona con otras en la

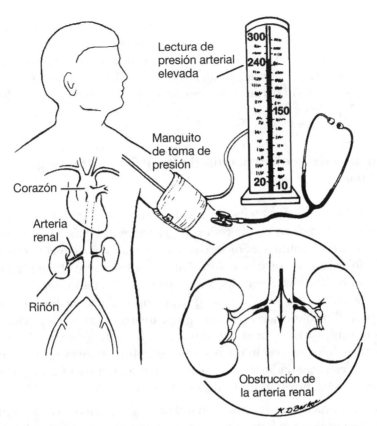

Lectura de
presión arterial
elevada

Manguito
de toma de
presión

Corazón

Arteria
renal

Riñón

Obstrucción de
la arteria renal

**Figura 46.** La obstrucción aguda del riego sanguíneo a un riñón puede provocar una presión sanguínea muy elevada que responde mal a la medicación.

propia sangre llegando a formar un compuesto que hace que las pequeñas arterias de todo el cuerpo se constriñan. La constricción de estos vasos es la que provoca que la presión de la sangre se eleve a niveles muy altos.

La presión sanguínea extremadamente elevada por el aumento de las secreciones de renina o por otras anormalidades, puede hacer que el corazón trabaje tanto que al fin falle. La presión arterial elevada también hace que el paciente sea más propenso a sufrir una hemorragia cerebral. Asimismo, puede deteriorar la visión, y si se debe al aumento de producción de renina de un riñón, la presión arterial elevada puede lesionar gravemente al otro riñón. Aun cuando la presión arterial elevada como consecuencia de un descenso del riego sanguíneo a un riñón no es frecuente, debe investigarse detenidamente en aquellos pacientes con hipertensión severa que son resistentes al tratamiento con medicamentos. La razón es que la presión sanguínea elevada debida a esta causa puede corregirse por medio de una angioplastia de balón (dilatación) o de una intervención quirúrgica vascular (eliminación de la pared interna enferma y engrosada o colocación de un injerto *bypass* para abrir la arteria más allá del área de obstrucción). La secreción de renina por el riñón privado de riego sanguíneo disminuye cuando se restablece el flujo de sangre.

## Diagnóstico de la obstrucción de las arterias que riegan las piernas

Cuando la circulación en las piernas disminuye, se inicia una secuencia de síntomas característicos lo que refleja la gravedad del daño. El primer síntoma se conoce en términos médicos como *claudicación intermitente*. Esto quiere decir un dolor que aparece en los músculos (generalmente los de la pantorrilla) que no reciben un riego de sangre arterial adecuado mientras se hace ejercicio físico. El dolor aparece porque la sangre extra que los músculos necesitan para eliminar el ácido láctico que se forma durante el ejercicio no les puede ser suministrada por las arterias arterioscleróticas obstruidas. Cuando los músculos doloridos están en descanso, el volumen de sangre circulante a través de las estrechadas arterias está al nivel que los músculos necesitan, y el dolor desaparece, normalmente al cabo de pocos minutos.

Si sólo hay una ligera disminución del riego sanguíneo, el dolor muscular no aparece hasta que se han caminado varias manzanas o bien se han subido rápidamente varios tramos de escaleras. Si la reducción del flujo es moderada, los calambres musculares aparecen después de andar dos o tres manzanas o de subir uno o dos tramos de escaleras. Si la disminución es intensa, los calambres musculares aparecen después de haber recorrido media manzana de pisos o de haber subido unas cuantas escaleras. Por último, si la reducción es muy grave, el dolor muscular aparece después de haber dado unos pocos pasos.

Cuando la disminución de la circulación en una pierna llega a un estado avanzado, aparece otro síntoma. Al cabo de una hora o dos de acostarse aparece un dolor intenso en el pie. Este dolor muy agudo, llamado *dolor en descanso,* se produce porque disminuye la presión sanguínea en el pie cuando el paciente está echado. La fuerza de la gravedad, que ayuda a que la sangre llegue a los pies cuando se está de pie, se pierde cuando el paciente está echado en la cama. Esta pérdida de presión gravitatoria disminuye aún más la ya muy reducida corriente sanguínea que llega a los nervios sensitivos de los pies y provoca un profundo dolor pungente que obliga al pacien-

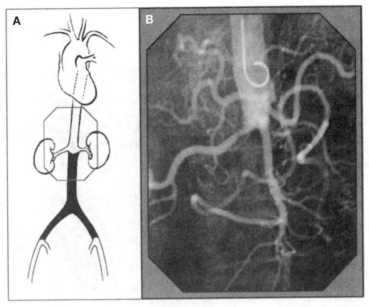

**Figura 47.** (A) Dibujo que muestra la obstrucción de la aorta en el abdomen. (B) Aortograma mostrando lo mismo con obstrucción de la circulación de sangre arterial a la pelvis y a las piernas.

te a tratar de conseguir cierto alivio sentándose en una silla o poniéndose de pie. No obstante, el dolor vuelve poco después de que el paciente muerto de sueño se eche de nuevo para tratar de descansar. Esta secuencia angustiosa empeora con el paso del tiempo.

Los pacientes con dolor en descanso padecen de una falta de circulación tan pronunciada que la piel de los pies, especialmente la de los dedos, se vuelve pálida, fría y con predisposición a desarrollar *úlceras*. En esta fase avanzada, si no se puede aumentar el flujo circulatorio, la *gangrena,* con más destrucción de tejido, ulceración y extensión de la infección, es una amenaza constante. Si llega a aparecer, es posible que la pierna tenga que amputarse para salvar la vida del paciente.

Si los resultados de las exploraciones indican que las obstrucciones arteriales son la razón por la que el paciente no puede trabajar, no puede disfrutar de un grado de actividad razonable, padece dolor en descanso y no puede dormir, o tiene o está a punto de sufrir *ulceraciones* en los dedos de los pies, talones o parte inferior de las piernas, un cirujano o un radiólogo realizarán los correspondientes arteriogramas para averiguar qué arterias están abiertas y cuáles están estrechadas o completamente cerradas. Este tipo de información es fundamental para que el cirujano decida si es posible restablecer la circulación al miembro afectado.

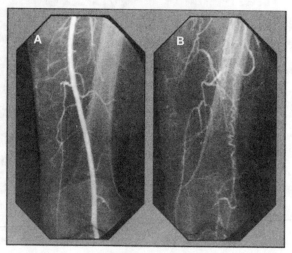

**Figura 48.** Arteriogramas que muestran (A) arteria normal en el muslo y (B) arteria obstruida en el muslo que hace disminuir notablemente el riego de sangre arterial a la parte inferior de la pierna.

Afortunadamente, los avances de las técnicas quirúrgicas y del cuidado de los pies han hecho disminuir en gran medida la necesidad de amputar. La implantación de injertos de largos vasos sanguíneos hechos a base de las propias venas del paciente ha demostrado ser un modo eficaz de aumentar el riego sanguíneo a la parte inferior de la pierna, incluso cuando el injerto tiene que cubrir todo el recorrido que va desde la arteria principal en la ingle a un pequeño vaso sanguíneo en el pie.

## DIAGNÓSTICO DE LOS ANEURISMAS

Los aneurismas casi nunca avisan hasta que empiezan a romperse. Entonces, el riesgo de una intervención quirúrgica es muy elevado. Los pacientes con aneurisma de aorta abdominal roto están, por lo general, muy cerca de la muerte cuando llegan al hospital: pálidos, con la presión arterial muy baja y con un abdomen hinchado y dolorido.

Los aneurismas ocasionados por la arteriosclerosis se desarrollan frecuentemente en la *aorta*, la arteria más grande del organismo, la cual se origina

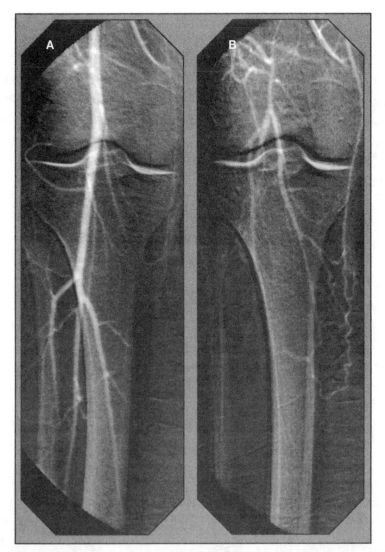

**Figura 49.** Arteriogramas que muestran (A) arterias normales en la rodilla y (B) arterias obstruidas en la rodilla que hacen disminuir de forma importante el riego de sangre arterial a la parte inferior de la pierna y al pie.

en el corazón se arquea hacia arriba, se inclina a la izquierda y se extiende hacia atrás para descender a través de la parte posterior del pecho (tórax) y continuar hasta el abdomen. En el abdomen la aorta llega al nivel del ombligo y se divide en arteria ilíaca común derecha e izquierda las cuales siguen descendiendo para regar la pelvis y las piernas. *Los aneurismas se desarrollan con mayor frecuencia en la aorta abdominal, originándose a unos dos o tres centímetros más abajo de donde surgen las arterias que se dirigen a los riñones.* En la aorta torácica se producen menos aneurismas y aún menos en las arterias de las piernas.

Normalmente, la existencia de un aneurisma de aorta en el pecho será sugerida por una «sombra» descubierta en una radiografía. Generalmente se

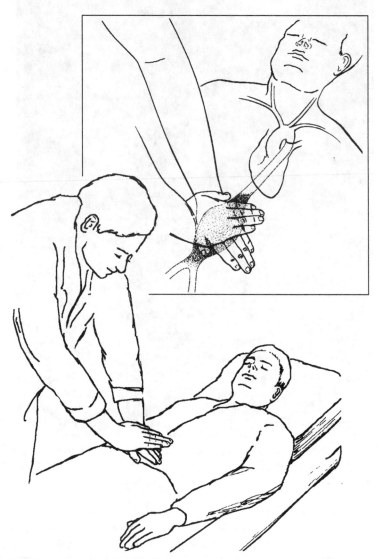

**Figura 50.** El médico puede diagnosticar un aneurisma de la aorta abdominal al percibir su fuerte pulsación.

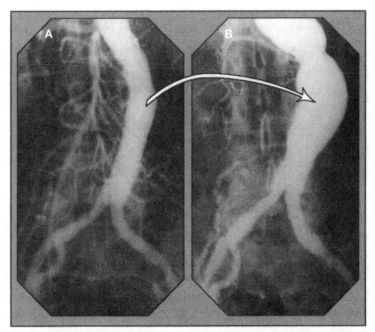

**Figura 51.** (A) Aortograma que muestra la aorta abdominal alargada de calibre normal. (B) Aortograma en este mismo paciente seis años después mostrando que en este vaso se ha desarrollado un aneurisma bilobulado.

precisan estudios adicionales del tipo de los mostrados en las páginas 115-116 para determinar si la «sombra» es un aneurisma u otro tipo de anormalidad.

Un aneurisma en el abdomen que no ha reventado es raramente doloroso. Es posible que el paciente lo advierta de pasada cuando, un día se sorprende al sentir un bulto pulsátil en la parte central del abdomen. Con mayor frecuencia, la pulsación la detectará el médico durante una exploración física rutinaria a su paciente. A menudo, las manchas de calcio en la pared del aneurisma descubrirán su presencia en una radiografía del abdomen que se ha llevado a cabo por algún otro motivo.

Hace algunos años, los *aortogramas* eran el mejor método para conseguir información adicional sobre la aorta. En la actualidad ya no es así porque la obtención de imágenes por Tomografía Computadorizada (TC) y Resonancia Magnética (RM) son maravillas de la técnica que hacen fácil el diagnóstico preciso de un aneurisma. Los estudios con ultrasonidos de la aorta abdominal son también valiosos y son más baratos que los aortogramas, la RM y la TC.

Si el estado físico general del paciente lo permite, el tratamiento adecuado para un aneurisma de aorta abdominal es reemplazarlo por una arteria artificial, hecha por lo general de tejido Dacron.

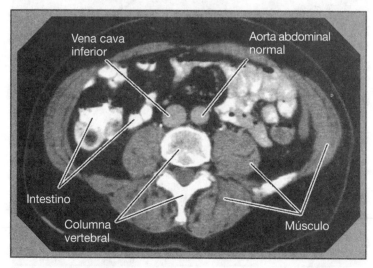

**Figura 52.** TC que muestra un corte transversal del abdomen revelando la presencia de una aorta abdominal de tamaño normal. (Advierta que la aorta es más pequeña que la vena cava inferior.)

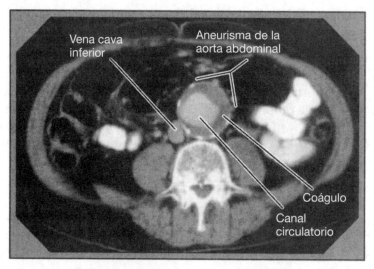

**Figura 53.** TC del abdomen que muestra un gran aneurisma de aorta abdominal con importante formación de coágulo.

# 3

# Prevención*

## INTRODUCCIÓN

*Estoy convencido que la mayor parte de las muertes debidas a ataques cardiacos, accidentes vasculares cerebrales, y amputaciones de miembros; casi todos los casos de cáncer de pulmón y enfisema; y la gran mayoría de casos de diabetes del adulto, ceguera, y de insuficiencia renal pueden evitarse.* ¿Suena imposible? En absoluto. He aquí una *fórmula que le será útil:* no fume y evite inhalar el humo de los que fuman a su alrededor, siga una dieta sana para el corazón, haga ejercicio de forma regular, consiga y mantenga un peso saludable, y controle sus respuestas a los retos de la vida diaria. Esto es buena salud a un precio regalado que usted no puede permitirse el lujo de rechazar .

Existe escaso desacuerdo en que es la forma en que vivimos, día a día, y hora a hora –más que cualquier otra cosa– lo que influencia cuánto *tiempo* viviremos y con qué *calidad* de vida.

Y la «calidad de vida» es importante. Cuando envejecemos, la calidad y salud de nuestras vidas se vuelve cada vez más importante para nosotros. Tenemos que decidir *ahora* cómo queremos vivir, antes de que sea demasiado tarde para que esta decisión tenga importancia.

Sufrir un ataque al corazón a los treinta y nueve años, someterse a una intervención quirúrgica de *bypass* coronario a los cuarenta y luego a otra a los cuarenta y ocho, tener una arteria obstruida en una pierna a los cincuenta, implantar un *bypass* arterial en dicha pierna a los cincuenta y uno, tener una arteria obstruida en la otra pierna a los cincuenta y tres, implantar otro *bypass* en dicha pierna a los cincuenta y cuatro, repetir la operación en ambas piernas entre los cincuenta y cinco y los cincuenta y siete para eliminar los

---

\* Con la colaboración del Dr. Robert H. Knopp.

coágulos que se han formado en los injertos y para restablecer la circulación de la sangre a las piernas, sufrir la amputación de una pierna a los cincuenta y ocho, un accidente vascular cerebral a los sesenta, la amputación de la otra pierna a los sesenta y dos, someterse a una intervención quirúrgica en la arteria carótida a los sesenta y tres, y padecer otro ataque al corazón a los sesenta y cinco –con muerte por insuficiencia cardiaca unos meses más tarde– *no* es la forma en que ninguno de nosotros quiere vivir o morir.

Asimismo, los costes económicos para una persona con una evolución como la descrita en párrafo anterior podrían superar fácilmente los 350.000 dólares; un millón de dólares si se producen complicaciones. En lugar de una experiencia tan dolorosa y costosa, todos nosotros preferiríamos conservarnos *sanos* hasta que llegue nuestra hora a los ochenta y tantos o incluso más años. El principal objetivo de este libro es ayudarle a conseguirlo.

Pero incluso si usted ya tiene síntomas propios de una enfermedad cardiovascular, no se desespere puesto que tiene una excelente oportunidad de darle la vuelta a las cosas cambiando la tendencia de su forma de vida a partir de hoy mismo.

Acéptelo con alegría porque lo que usted va a aprender en esta sección del libro y la siguiente sobre cómo vivir con un corazón sano puede salvarle su vida y la de muchos de sus seres queridos.

Muchas personas han podido evitar las intervenciones quirúrgicas cardiovasculares simplemente dejando de fumar y modificando sus hábitos de alimentación, ejercicio físico y relajación. Esto ayuda sobre manera a perder peso y a reconquistar una sensación de paz. Otras personas que han tenido que someterse a la cirugía han evitado nuevas intervenciones quirúrgicas llevando a cabo estos cambios vitales de estilo de vida.

Si nosotros, como sociedad, no empezamos a tomarnos más en serio la prevención de las enfermedades, los costes médicos continuarán aumentando y podrían llevar a la quiebra a nuestro sistema sanitario dentro de quince o veinte años.

Mientras que nuestra sociedad ha reconocido debidamente a la atención médica como un derecho, el reconocimiento de la prevención de la enfermedad como una *obligación de ciudadanía* se ha quedado atrás. Este libro puede ayudar a sus lectores a corregir este problema.

El desafío que tenemos frente a nosotros es claro. Cada uno de nosotros debe reconocer que la conservación de nuestra propia salud es una responsabilidad *personal* importante; una responsabilidad que nos debemos a nosotros mismos, a nuestras familias, y a nuestro país.

## FACTORES DE RIESGO DE ESTILO DE VIDA ASOCIADOS AL DESARROLLO DE ARTERIOSCLEROSIS Y LA FORMACIÓN DE COÁGULOS

| Factores de estilo de vida y consecuencias fisiológicas | Lleva a... | Consecuencia final |
|---|---|---|
| **Fumar**<br>• Aumenta el fibrinógeno<br>• Hace a las plaquetas más adhesivas<br>• Aumenta la homocisteína (pág. 180-181)<br>• Constriñe las pequeñas arterias<br>• Aumenta la presión sanguínea<br>• Disminuye el oxígeno en la sangre | **Desarrollo del endurecimiento de las arterias y la formación de coágulos** | Ataques al corazón<br><br>Accidentes vasculares cerebrales |
| **Dieta rica en hidratos de carbono pobres en fibra, grasas saturadas, grasas hidrogenadas[1] y calorías**<br>• Aumenta el colesterol LDL, los triglicéridos y la insulina<br>• Aumento de peso-grasa | | Presión arterial aún más elevada<br><br>Insuficiencia renal |
| **Muy poco ejercicio aeróbico**<br>• Disminuye el colesterol HDL<br>• Aumenta el fibrinógeno<br>• Las plaquetas se vuelven más adhesivas<br>• Aumento de peso-grasa | | Ceguera<br><br>Insuficiencia cardiaca |
| **Exceso de peso (grasa)**<br>• Aumenta el colesterol LDL, los triglicéridos y el azúcar<br>• Disminuye la capacidad de hacer ejercicio<br>• Aumenta el trabajo del corazón<br>• Aumenta el estrés | | Disminución de la capacidad de deambular<br><br>Amputación de piernas |
| **Estrés descontrolado**<br>• Aumenta la adhesividad de las plaquetas<br>• Las pequeñas arterias se constriñen<br>• Aumenta la presión sanguínea | | Aneurismas y hemorragias |

**Figura 54.** Alternativas de estilo de vida que aumentan el riesgo de sufrir una enfermedad cardiovascular.

---

1. Ver glosario para más información.

# FUMAR: ENEMIGO MORTAL

*Desafortunadamente, la adicción al tabaco se produce antes de que sus trágicas consecuencias físicas se hagan evidentes.* Esta es la razón por la que los fumadores tienen tantas dificultades para dejarlo. Se roba a los fumadores unos años junto a sus seres queridos, sus familias, y también se roba a sus familias y a sus amigos de un tiempo precioso que podrían haber disfrutado junto a ellos.

Las *desastrosas consecuencias* de *fumar* desde el punto de vista médico son:

1. Desarrollo acelerado de **arteriosclerosis** («endurecimiento de las arterias») y formación de coágulos lo que lleva a sufrir ataques al corazón, accidentes vasculares cerebrales, presión arterial elevada, disminución de la capacidad de esfuerzo físico, amputaciones, insuficiencia renal, aneurismas y hemorragias.
2. Aumento importante del riesgo de sufrir muchos tipos de **cáncer,** especialmente de pulmón.
3. Destrucción progresiva del tejido elástico de los pulmones lo que conduce al **enfisema** y a la asfixia lenta.

El fumar eclipsa a *todos* los demás factores de riesgo principales en el desarrollo de la arteriosclerosis: presión sanguínea elevada, diabetes, obesidad, y niveles anormales de grasa en sangre. Incluso la propia industria tabaquera reconoce hoy que su producto crea adicción y es mortífero.

Aún hay más. Las madres que fuman durante el embarazo *están dañando* a sus hijos. Cuando las madres fuman son más frecuentes los nacimientos de niños muertos, los nacimientos de niños prematuros con peso inferior al normal, así como las muertes repentinas en los primeros meses de vida. Y esto no es todo. Los riñones de algunos niños prematuros se quedan pequeños lo que les provoca que sufran de presión arterial elevada cuando son adultos.

Hay muchas otras razones por las que la gente que ahora fuma *debería dejarlo,* y por las que aquellos que no han fumado, *nunca* deberían *empezar.*

## Algunos de los riesgos que tiene fumar para la salud

**Esperanza de vida menor:** El riesgo de muerte por fumar varía en proporción directa al *número de cajetillas* y al *período total de tiempo* en que se ha fumado. La persona que ha fumado dos paquetes diarios durante quince-veinte años *morirá de seis a ocho años antes* que un no fumador. Con estas probabilidades, ¿por qué alguien querría fumar? Y esto no es todo.

**Enfermedades del corazón:** Los fumadores tienen una probabilidad *dos veces superior* de sufrir un ataque al corazón y una probabilidad *cinco veces más alta* de morir por causa del mismo que los no fumadores.

**Accidente vascular cerebral:** Fumar *dobla* el riesgo de sufrir un accidente vascular cerebral.

**Capacidad de esfuerzo físico disminuida y amputación de miembros:** Debido a que fumar acelera el endurecimiento de la pared arterial y predispone a que se formen coágulos en ella, el fumador tiene el riesgo de sufrir obstrucciones de la circulación sanguínea en muchas áreas del organismo. En las piernas, tal obstrucción hace que caminar sea muy difícil. La falta de riego sanguíneo puede incluso llegar a ocasionar gangrena en la parte inferior de las piernas y en los pies y precisar la amputación. La amputación de miembros no es frecuente en las personas no fumadoras y que no padecen diabetes.

**Cáncer de pulmón:** Fumar cigarrillos es responsable de casi todos los casos de cáncer de pulmón. El cáncer de pulmón es la causa principal de muertes por cáncer tanto entre hombre como mujeres. «Los hombres de Marlboro» y «Las mujeres de Virginia Slims» tienen algo en común... *mueren pronto.*

**Cáncer de boca:** Los fumadores padecen cánceres orales en una proporción diez veces superior a la de los no fumadores. Beber alcohol y fumar aumenta este riesgo.

**Cáncer de laringe:** Fumar aumenta el riesgo de que se desarrolle un cáncer de laringe en una proporción *cinco veces superior* a la de los no fumadores.

**Cáncer de esófago:** Fumar en pipa, cigarrillos y puros *triplica* el riesgo de que se desarrolle este tipo de cáncer. El consumo de bebidas alcohólicas también hace aumentar el riesgo de desarrollar este tipo de cáncer.

**Cáncer de colon:** Fumar un paquete de cigarrillos diario durante diez años hace que se *doble* el riesgo de contraer este tipo de cáncer frente al de los no fumadores.

**Cáncer de vejiga:** Los fumadores tienen un riesgo casi siete veces superior al de los no fumadores de desarrollar este tipo de cáncer.

**Cáncer de mama:** Más de la *mitad* de las mujeres americanas de raza blanca y alrededor de una *tercera parte* de las de color son portadoras de un gen que hace disminuir la tasa de desintoxicación de los carcinógenos asociados al tabaco. Las mujeres postmenopáusicas que son portadoras de este gen y han sido grandes fumadoras en *cualquier* momento de su vida tienen un riesgo *cuatro veces* superior al de las mujeres que nunca han fumado de desarrollar cáncer de mama (JAMA, 13 noviembre 1996).

**Enfisema:** Fumar es la causa de casi todos los casos de esta enfermedad mortal en la que los pulmones pierden su elasticidad y se convierten en grandes bolsas de aire que pueden propulsar muy poca cantidad de aire hacia dentro o hacia afuera. En las fases avanzadas del enfisema, el paciente debe sentarse y luchar por cada aliento mientras se va asfixiando lentamente.

## Costes económicos de fumar

Los costes de fumar son enormes:

- La venta al por menor de cigarrillos y otros derivados del tabaco se sitúa en unos 50.000 millones de dólares al año, 1.000 millones de los cuales es gastado por niños y adolescentes.
- Los costes sanitarios imputables a los cigarrillos y otros productos derivados del tabaco son de alrededor de 50.000 millones de dólares al año.

El coste anual total de los productos derivados del tabaco y de las consecuencias derivadas de su uso es por lo menos de 100.000 millones de dólares. Esta cifra *no* incluye el coste de los incendios provocados por fumar, o el aumento del coste de las primas de seguros como consecuencia de estos incendios. Tampoco incluye el coste de los subsidios oficiales a los cultivadores de tabaco. Piense por un momento en los proyectos dignos de consideración en *beneficio* de todos en que podría emplearse este dinero.

Es fácil comprender por qué debemos continuar recomendando encarecidamente a aquellos que fuman que lo dejen, y a aquellos que no fuman que no empiecen a hacerlo. Un hecho esperanzador es que en la actualidad ya hay cientos de miles de ex fumadores (incluyendo médicos).

No obstante está aumentando el número de fumadores entre los adolescentes, especialmente las chicas (muchas de ellas fuman para no engordarse). Se estima que cada día empiezan a fumar alrededor de 3.000 niños y adolescentes (alrededor de un millón al año). No es una coincidencia que la industria del tabaco haya elegido como blanco comercial a este vulnerable grupo de población. El 90% de los fumadores adultos de hoy empezaron a fumar *antes* de cumplir los veinte años. La estrategia de las grandes industrias tabaqueras es evidente... *hacerlos adictos pronto.*

## Cómo fumar daña el sistema cardiovascular

El fumar cigarrillos aumenta la carga de trabajo del corazón y, al mismo tiempo, le impide que consiga el oxígeno para llevar a cabo su tarea. Esta doble «mala suerte» es comparable al hecho de vivir en los Andes a más de 4.000 metros de altura y tener que trabajar el doble que cuando se está al nivel del mar. No es una buena perspectiva.

La nicotina y el monóxido de carbono del humo del tabaco atacan simultáneamente al organismo de dos formas que provocan problemas cardiacos importantes. En primer lugar, la nicotina aumenta la cantidad de trabajo que ha de realizar el corazón al constreñir las arteriolas de todo el cuerpo. Esto hace que se eleve la presión sanguínea lo cual aumenta el trabajo del corazón haciendo a su vez que éste precise más oxígeno.

En segundo lugar, el monóxido de carbono presente en la corriente sanguínea se combina con la hemoglobina de los glóbulos rojos y hace que disminuya la cantidad de oxígeno que la sangre puede transportar a las células de los tejidos. Ello también significa que hay menor cantidad de oxígeno disponible para el corazón precisamente cuando la nicotina lo está obligando a utilizar más.

Además de la nicotina y del monóxido de carbono, otras sustancias químicas presentes en el humo del cigarrillo, incluyendo millones de radicales libres de oxígeno (páginas 180-181), son inhalados con cada chupada. Todas estas sustancias tóxicas dañan las células de revestimiento y estructura de los pulmones así como las frágiles células endoteliales del interior de las arterias. El desarrollo y propagación de la arteriosclerosis («endurecimiento de las arterias») son aceleradas por cada uno de estos factores.

Fumar aumenta también la formación de coágulos al hacer que las plaquetas se vuelvan más «adhesivas» y que aumente el nivel de fibrinógeno (proteína que forma coágulos).

# Preguntas y respuestas sobre fumar

P. *¿De verdad la gente fuma menos? Me da la impresión que todas las personas que me encuentro fuman.*

R. El 75% de la población adulta no fuma. Asimismo, de este porcentaje, una cuarta parte son ex fumadoras, el 95% de las cuales dejó de fumar por sí mismo sin ayuda de tipo profesional.

P. *Cuénteme alguna cosa más acerca de los riesgos de fumar.*

R. El riesgo de una muerte precoz (y dolorosa) aumenta en proporción directa al grado en que se ha fumado.

El fumador promedio de dos paquetes diarios a largo plazo perderá unos 2.500 días de vida. Dado que el valor de incluso un solo día está fuera de toda medida, el precio real de fumar es incalculable.

P. *¿Otras razones para dejar de fumar?*

R. ¡Sí! Tendrá más energía, y podrá respirar con más facilidad.

Volverá a disfrutar del sentido del olfato y del gusto.

Si no fuma, hay muchas probabilidades que sus hijos tampoco lo hagan.

Su aliento, su ropa y su hogar olerán mejor.

Padecerá bastantes menos resfriados y gripes, y los que sufra serán de menos intensidad.

Los niños que vivan con usted sufrirán menos resfriados, problemas respiratorios, e infecciones de oído.

Su esposa no fumadora no estará en una situación de riesgo elevado de desarrollar una cardiopatía coronaria, un cáncer de pulmón, y un enfisema como consecuencia de la inhalación del humo de sus cigarrillos. Una verdadera declaración de amor.

Su hogar será menos propenso a incendiarse, y las primas de seguro serán más bajas.

También ahorrará mucho dinero. Por ejemplo, si una persona empieza a fumar dos paquetes de cigarrillos al día a los quince años de edad y sigue haciéndolo a lo largo de veinticuatro años, el coste total sería de unos

48.000 dólares. Si este dinero lo hubiera invertido en bonos de renta fija al 6% en lugar de cigarrillos, los beneficios producidos por los bonos durante todo el período serían de 96.000 dólares. El ahorro neto total sería de 144.000 dólares. ¡Una bonita cesta de huevos! Y el panorama todavía sería más bonito si hubiera comprado acciones de Microsoft.

P. *Cuénteme cosas sobre la nicotina, el alquitrán y el monóxido de carbono*

R. La sensación de estar «colocado» cuando fuma es real. Proviene de la nicotina del humo del cigarrillo que hace aumentar la frecuencia cardiaca y la presión sanguínea. Así es cómo la nicotina provoca la adicción en sus víctimas.

Un fumador de un paquete al día inhala cerca de una copa de alquitrán al día. Este terrible ingrediente contiene la mayor parte de las sustancias provocadoras de cáncer (carcinógenos) que se encuentran en el humo del cigarrillo.

El monóxido de carbono es un gas incoloro e inodoro, que se encuentra concentrado en el humo del cigarrillo unas 640 veces más de lo que se considera seguro en las plantas industriales de nuestro país. Este gas mortal se combina con la hemoglobina y desplaza una cantidad importante del oxígeno que hay en la sangre, lo que hace más difícil a los tejidos conseguir el oxígeno que precisan. El monóxido de carbono, junto a la nicotina, alquitranes, y otras sustancias químicas presentes en el humo del cigarrillo, acelera el desarrollo de arteriosclerosis, cáncer, y enfisema.

P. *¿Están enfermos más a menudo los fumadores que los no fumadores?*

R. Sí. El *National Center for Health Statistics* (Centro Nacional de Estadísticas Sanitarias) estima que los fumadores están enfermos en cama unos 88 millones de días más cada año que los no fumadores.

P. *¿Cuáles son los síntomas del cáncer de pulmón?*

R. Entre ellos está tos persistente, sangre en el esputo, infección crónica en los pulmones, y dolor de pecho. Cuando estos síntomas aparecen, las probabilidades de curación son ya muy escasas.

P. *¿Cuál es la correlación que existe entre la inhalación de humo y el riesgo de deterioro de salud?*

R. Cuanto más fume, más inhala. La mayoría de fumadores inhalan aun cuando no son conscientes de que lo están haciendo. Y cuanto más inhale, mayores serán las probabilidades de que desarrolle cardiopatía coronaria, cáncer de pulmón, y enfisema.

*P. ¿Cuánto tiempo se tarda en ponerse en situación de riesgo inmediato de sufrir cardiopatía coronaria, cáncer de pulmón, y enfisema?*

R. Los expertos lo denominan una «respuesta proporcional a la dosis». Esto significa que cuanto más fume mayor será el riesgo.

Cada cigarrillo que fuma hace algún tipo de daño; la acumulación día a día de este daño puede hacer que la enfermedad se desencadene. Un paquete de cigarrillos diario durante quince años –un millón de chupadas– le colocará en la zona de alto riesgo de sufrir cardiopatía coronaria, cáncer y enfisema. Esto es jugar a la ruleta rusa de verdad. No tiene ningún sentido.

*P ¿Son más seguros los cigarrillos con filtro, los cigarrillos bajos en alquitrán o nicotina, la pipa, o los puros?*

R. En una época se creía que los cigarrillos con filtro eran más seguros: después de todo se diseñaron para filtrar parte del alquitrán y el resto de sustancias químicas presentes en el humo del tabaco. Sin embargo, hoy día se sabe, que los filtros contribuyen a concentrar el monóxido de carbono en el humo, haciendo a estos cigarrillos aún más peligrosos que aquellos a los que estaban destinados a reemplazar.

Los estudios indican también que las personas que se pasan a los cigarrillos bajos en alquitrán o nicotina con frecuencia inhalan más profundamente y fuman más para así compensar la disminución de nicotina por cigarrillo.

Los fumadores de cigarrillos que se pasan a la pipa o a los puros son muy propensos a inhalar. Ello les mantiene en situación de riesgo de sufrir las mismas enfermedades que provocan los cigarrillos. El humo mortal es el mismo.

*P. ¿Es reversible el daño producido por fumar?*

R. Sí, en un cierto grado. Si el proceso patológico provocado por fumar aún no se ha iniciado, y el individuo deja de fumar durante los diez años siguientes, su esperanza de vida después de dicho período habrá mejorado notablemente. No obstante la seguridad es menor por lo que respecta al grado de protección de sufrir un cáncer de pulmón.

Asimismo, a los que dejan de fumar después de haberse sometido a un *bypass* coronario u otro tipo de intervención quirúrgica vascular les va bastante mejor que a aquellos que no lo dejan.

Algunos efectos perjudiciales de fumar empezarán a desaparecer muy rápidamente después de dejarlo. Al cabo de unas semanas o meses volverá a disfrutar de su sentido del olfato y el gusto, y la tos desaparecerá. Sentirá que no le falta tanto el aliento. Su circulación mejorará. Su presión sanguínea descenderá, y su corazón no tendrá que trabajar tanto.

Recuerde, dejarlo sólo es para bien; millones de personas ya lo han hecho.

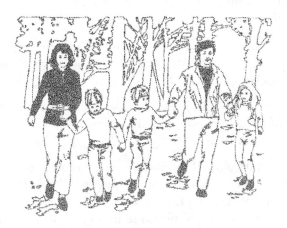

## Cómo dejarlo

El 95% de aquellos que han dejado de fumar lo han hecho sin la ayuda de ningún programa organizado para ello. Un dato esperanzador.

Las indicaciones siguientes para deshacerse de este hábito se han recogido de muchas fuentes y quizá sea lo que usted, su cónyuge, o su amigo necesiten para convertirse en un ex fumador/a.

# Antes de dejarlo

- Escriba en un papel todas las razones de tipo personal que tiene para dejar de fumar (como por ejemplo su salud, la recomendación del médico, la tos, el olor del tabaco en la ropa y el precio). Lea esta lista en voz alta cada noche antes de acostarse, y léala de nuevo en voz alta cada mañana antes de iniciar cualquier actividad.

- Piense solamente en los beneficios de dejarlo. (No se pare a pensar en lo difícil que puede ser y en cuantos intentos sin éxitos ha emprendido en el pasado.) Entusiásmese ante la idea de convertirse en ex fumador.

- Planifique en una fecha próxima el «día para dejar de fumar». (El nacimiento de su hijo, el primer día de primavera o un cumpleaños, son algunas de las posibilidades.) Considere como sagrado a su «día para dejar de fumar» una vez lo haya decidido, y no permita que nada ni nadie lo modifique.

- Incorpore a su estilo de vida otros cambios positivos. (Empiece con un buen desayuno cada mañana, tome un paseo diario de treinta minutos a buena marcha, coma más fruta y verdura, y acuéstese a su hora.)

- Encuentre un amigo que también desee dejar de fumar con usted. Discútanlo y planifiquen cómo se van a ayudar mutuamente después de que ambos lo hayan dejado.

- Considere la posibilidad de pasarse a una marca de cigarrillos que le desagrada o a una marca que es muy baja en alquitrán o nicotina unas semanas antes de dejarlo. Esto puede ayudarle a disminuir su adicción a la nicotina, siempre que no fume más cigarrillos ni inhale más profundamente para compensar.

- Deje de comprar cigarrillos por cartones; compre sólo un paquete cada vez. Espere a que el paquete se haya terminado antes de comprar otro. Vaya andando hasta la tienda donde los compra; no vaya en coche.

- Tome conciencia de cada cigarrillo que fuma, sosteniendo el cigarrillo en los dedos de la mano distinta de la habitual, y colocándose los cigarrillos en un bolsillo distinto para romper el automatismo del acto de fumar.

- Tome un vaso de agua mineral con gas o un zumo de frutas en lugar de un cigarrillo.

- No vacíe los ceniceros. El olor a rancio de los cigarrillos apagados y su visión repulsiva le repugnarán y reforzarán su determinación a abandonar el tabaco.

- No piense en que deja de fumar «para siempre». Tómelo de la forma en que lo hacen los alcohólicos que están recuperándose; «cada cosa a su tiempo».

- Permítase fumar sólo en un lugar determinado y no haga nada más mientras fuma. No coma, beba, haga vida social, lea, o vea la televisión al mismo tiempo que fuma.

- Abra su paquete de cigarrillos y tire un cigarrillo. Cuando compre el siguiente paquete tire dos. La clave es mantener el mismo intervalo de tiempo entre la compra de dos paquetes mientras usted se va ajustando de forma progresiva a períodos de tiempo cada vez más largos entre cigarrillo y cigarrillo. Al siguiente paquete, tire tres cigarrillos... y así sucesivamente. Sus intervalos sin fumar serán cada vez más largos, hasta que usted deje de fumar por completo cuando llegue al paquete diecinueve o incluso antes.

- Haga cosas que precisen la utilización de las manos como por ejemplo coser, bordar, artesanía, crucigramas, rompecabezas, etc.

- Reorganice su vida para evitar situaciones que «demandan» un cigarrillo. (Dé un paseo después de cenar en lugar de ver la televisión. Levántese antes para evitar los problemas del bullicio de las mañanas. Si bebe café, déjelo. Pásese al té para romper el hábito café-cigarrillo. Tenga siempre a mano en el coche un chicle sin azúcar.

- Pida a su médico información sobre medicamentos sustitutivos de la nicotina: chicles de nicotina, parches y *sprays* nasales. Ellos hacen disminuir los síntomas que pueden producirse a corto plazo cuando deja de fumar. Los medicamentos en parche y chicle los puede conseguir sin receta médica.

## Cuando lo haya dejado

- Tenga a mano chicles sin azúcar y bajos en calorías, y bocados crujientes como zanahorias, apio, manzanas, etcétera.

- Durante la semana siguiente a haberlo dejado, haga diez inspiraciones profundas unas cuantas veces al día y aguante la respiración en la última mientras enciende una cerilla y finge que es un cigarrillo. A continuación apáguela de un soplo, y aplástela en su cenicero lleno de colillas apagadas y malolientes.

- Practique con técnicas de relajación para disminuir la tensión y superar el impulso de fumar. De entrada, trate de relajarse en una silla cómoda, respire profundamente, y piense en cosas agradables.

- Si siente que se acerca un ansia de fumar realmente agobiante, dígase a sí mismo: «¡No cederé, ahora no, ni nunca!». Si el deseo sigue aumentando, tómese una ducha de agua caliente acabando con un aclarado de agua fría. Dígase a sí mismo: «Puedo hacerlo. Nunca me volveré atrás». Luego beba un vaso de agua fría y se sentirá perfectamente de nuevo... de nuevo controlando su propia vida.

- No se deje sorprender pensando: «Sólo por esta vez; no hay nada malo en fumarse un solo cigarrillo.» La abstinencia es la clave.

- Evite situaciones de tipo social en las que fumar está permitido. En su lugar, frecuente instituciones deportivas porque en ellas no se permite fumar, y las actividades que allí tienen lugar son buenas para su salud.

- Cuando se sienta tenso y frustrado y desee un cigarrillo, haga un paseo a buena marcha y al cabo de tiempo habrá controlado este impulso.

- Después de aproximadamente una semana de haber dejado de fumar, cuando sienta que el deseo de fumar no le domina, tire los cigarrillos, cerillas, ceniceros y encendedores que le queden. (No los guarde; ya no va a necesitarlos *nunca* más. Piense en positivo. No vacile. ¡Recuerde! ¡Es su vida la que está salvando!

- El día que lo deje, haga planes para mantenerse ocupado. Vaya al cine, dé una caminata, monte en bicicleta, vaya a cenar al restaurante... en la zona de no fumadores.

- Compre algo para usted que siempre haya deseado, o haga algo especial para celebrar el «día para dejar de fumar».

- Vaya al dentista y hágase limpiar los dientes de las manchas producidas por el tabaco.

- Beba mucha agua, por lo menos ocho vasos diarios. (Pruebe con agua con gas o con agua y unas gotas de limón si no le gusta el agua del grifo sin más.)

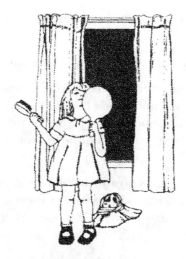

- Evite el alcohol, el café y otras bebidas que en su tiempo haya asociado al hecho de fumar.

- Tan pronto como termine de comer, cepíllese los dientes. Le ayudará a romper el hábito de coger un cigarrillo.

- Si está obligado a estar en un lugar donde tendrá la tentación de fumar, únase a los no fumadores que están allí.

- Preste una atención especial a su aspecto.

- Limpie su ropa de vestir, sábanas, mantas, almohadas, cortinas, alfombras para eliminar de ellas este olor mohoso y rancio del humo del cigarrillo.

- Cuando por su mente cruce una nueva razón para dejar de fumar, anótela en su lista de razones por las que nunca va a fumar de nuevo. Coloque esta lista ampliable en el espejo de su cuarto de baño o en la puerta de la nevera.

- Los ex fumadores «reinciden» con mayor frecuencia durante las épocas de aburrimiento, frustración, enfado, tensión, soledad y preocupación. Tenga preparado un plan de batalla que le ayude a hacer frente a estos tiempos difíciles, con actividades tales como hacer ejercicio físico, leer, llamar por teléfono a un amigo, o rezar su oración preferida.

## Qué se puede esperar que pase después de que haya dejado de fumar

### Las primeras doce a setenta y dos horas después de haberlo dejado

Se dará cuenta que estas primeras horas son las más difíciles y las más importantes de su batalla para librarse de las garras de la adicción a la nicotina. Si no deja de fumar y no supera estos primeros y dolorosos momentos nunca ganará su libertad. Simplemente empiece y dígase a sí mismo: «Estaré perfectamente dentro de unos días».

Durante estos primeros días es posible la falta de aliento, opresión en el pecho, fatiga, insomnio, trastornos de la visión, sudores, nerviosismo, dolores de cabeza, dolor de estómago, malestar intestinal, irritabilidad, e incapacidad para concentrarse.

Es importante entender que estos desagradables efectos post-abandono son *transitorios*. Son consecuencia de que su organismo se está ajustando a la ausencia de nicotina, una droga verdaderamente adictiva. El mantener una actitud positiva, comer con regularidad, beber mucha agua, hacer ejercicio físico extra, y respirar mucho aire puro le va a ayudar a superar estos primeros días.

### El primer mes después de haberlo dejado

Después de estos primeros días, empezará a darse cuenta de algunos cambios importantes en su organismo. Irá recobrando de forma gradual a lo largo de varias semanas su sentido del olfato y del gusto, y si tenía la típica tos del fumador, ésta irá desapareciendo lentamente. Sentirá que su cabeza está más despejada: ya no más dolores de cabeza o mareos debidos a los cigarrillos. Podrá respirar con más facilidad y tendrá más energía. Se preguntará por qué empezó a fumar, y por qué no lo dejó antes.

### El segundo y tercer mes después de haberlo dejado

Ahora ya ha pasado lo peor, pero puede suceder que, de forma inesperada experimente momentos de deseo intenso de fumar un cigarrillo. El aroma de un cigarrillo recién encendido puede seguir «oliendo bien» durante varios meses. No tenga miedo. Estará perfectamente. Estas sensaciones irán desapareciendo con el tiempo.

Esté sobre aviso. Cuando deje de fumar, es posible que al principio disfrute de un apoyo importante y de los elogios de sus amigos y familiares.

Sin embargo, con el paso del tiempo, este apoyo irá disminuyendo aun cuando es muy posible que usted esté todavía luchando minuto a minuto. Esté preparado ante esta posibilidad y manténgase firme.

### Del cuarto mes al cuarto año después de haberlo dejado

Después de que, en apariencia, se haya «ganado» la batalla, muchos fracasan al caer en la vieja trampa de que «uno no puede hacer daño». Por desgracia, un cigarrillo puede llevar a otro y a otro, y al cabo de muy poco tiempo podría estar «enganchado» de nuevo. No se rinda. Pregúntese si el breve placer proporcionado por un cigarrillo compensa pasar de nuevo por el desagradable tormento de dejar de fumar. No obstante si cae, no se desespere. Levántese y comprométase más que nunca a ganar esta batalla vital. Vivir felizmente con su familia y amigos de seis a ocho años más vale realmente cualquier es fuerzo que haga para librarse de forma permanente de esta adicción mortal.

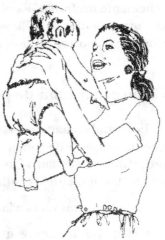

No obstante si *sucumbe* y se fuma un cigarrillo, sepa que la nicotina que absorbe en esta *única* experiencia no es suficiente para engancharse de nuevo. No pierda el control. Utilice la «caída» como una enseñanza que le preparará para vencer futuras tentaciones.

Algunos que fueron ex fumadores cayeron de nuevo porque encendieron un cigarrillo como reacción a cualquier tipo de crisis o estrés exce-

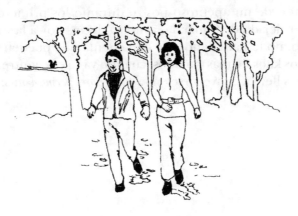

sivo por los que pasaron en su vida profesional o personal. Ellos estaban convencidos de que un cigarrillo les ayudaría y aliviaría. Lo cierto es que no fue así. Si usted ha dejado de fumar hace poco tiempo, decida ahora qué va a hacer cuando el camino se ponga difícil, en lugar de coger un cigarrillo.

**Nota: Entre los ex fumadores que no han fumado a lo largo de cinco a nueve años, uno de cada cinco aún experimenta ocasionalmente un deseo vehemente de fumar. Es el resto de la adicción, pero usted puede vencerla... otros cientos de millones de personas lo han hecho. Son la prueba concluyente que usted, también, puede obtener la libertad.**

## Cómo evitar subir de peso cuando ha dejado de fumar

Los estudios han demostrado que sólo una tercera parte de las personas que han dejado de fumar ganan peso y que este grupo sólo aumenta en promedio unos cuatro-cinco kilos. Si usted ha dejado de fumar recientemente, las siguientes recomendaciones le ayudarán a controlar su peso:

- Pésese varias veces a la semana.

- Haga por lo menos treinta minutos diarios de ejercicio físico intenso para disminuir el estrés, fortalecer la musculatura y quemar calorías.

- Lea el apartado dedicado a nutrición que empieza en la página siguiente, y por favor, siga las recomendaciones allí descritas.

Como parte de un plan eficaz para dejar de fumar, algunas personas descubren que dándose un pequeño gusto ocasionalmente en forma de una comida especial o de un apetitoso postre durante los primeros meses siguientes a haber dejado de fumar, les ayuda a decir «no» a la voz que dice: «Fuma sólo uno, no te hará daño». Se dan cuenta que pueden perder *más adelante* los pocos kilos de más ganados, cuando ya se encuentren a salvo en el camino que les lleva a convertirse en *ex fumadores permanentes*.

## DIETA PARA UNA VIDA MEJOR:
## AMIGA DE VERDAD

Mi objetivo es ayudarle a que viva más años, disfrutando al mismo tiempo de la dieta más sana y al mismo tiempo más agradable a su alcance, la **dieta para una vida mejor.**

Hay tantas dietas contradictorias, que las personas normales y corrientes quedan sumidas en un mar de confusiones cuando se informan. Por citar algunas: las dietas *Pritikin* y *Ornish* recomiendan tomar un 80% de calorías procedentes de hidratos de carbono, un 10% de las grasas, y un 10% de las proteínas. La popular dieta *Atkins* recomienda no tomar prácticamente hidratos de carbono en la fase inicial mientras que aboga por que se tomen cantidades ilimitadas de grasas y proteínas. La dieta *Sugar Busters* evita el azúcar. La dieta *Omega* se concentra en determinados tipos de ácidos grasos. La dieta de la *American Heart Association* recomienda una ingesta rica en hidratos de carbono y moderadamente restringida de grasas. Las dietas *Protein Power* y *Zone* defienden el consumo elevado en proteínas.

He seleccionado lo mejor de estas dietas y he combinado esta información con lo que he aprendido cuidando a miles de personas. Como cirujano, mi objetivo a largo plazo ha sido ayudar a la gente a mantenerse sana y a que no pisara un quirófano. ¡Este **es** el mejor camino! El resultado es la deliciosa **dieta para una vida mejor** para una vida sana y prolongada.

Tal como se ha afirmado en la página 117, estoy convencido que la mayoría de muertes debidas a ataques cardiacos, accidentes vasculares cerebrales, y amputaciones de miembros; casi todos los casos de cáncer de pulmón y enfisema; y una gran mayoría de casos de diabetes del adulto, ceguera, e insuficiencia renal pueden evitarse.

¡Este objetivo es posible! Vuelvo a exponer la fórmula básica: no fume, siga la **dieta para una vida mejor,** haga ejercicio de forma regular, consiga y conserve un peso saludable, y controle sus respuestas psicológicas a los desafíos que nos envía la vida. Si usted pone en práctica estas reglas para vivir con un corazón sano, sus probabilidades de disfrutar de una vida prolongada con aspecto juvenil desbordante de felicidad aumentarán de forma significativa.

## Base nutricional de la dieta para una vida mejor y control de peso[2]

**Por el Dr. Lester R. Sauvage, en colaboración con el Dr. Robert H. Knopp**

*(El Dr. Knopp es profesor de Medicina en la Universidad de Washington, Director de la Northwest Lipid Research Clinic, y Jefe de Metabolismo, Endocrinología y Nutrición en el Harborview Medical Center en Seattle.)*

Hay tres tipos básicos de alimentos: **hidratos de carbono, grasas y proteínas**. Los hidratos de carbono y las proteínas son pobres en calorías (cuatro calorías/gramo). Los hidratos de carbono proporcionan energía, fibra y vitaminas. Las proteínas forman parte de los enzimas, hormonas, anticuerpos, músculos y energía. Las grasas son ricas en calorías (nueve calorías/gramo). Las grasas producen la pared celular, hormonas, energía, material aislante y de relleno del organismo.

La **dieta estándar americana provoca que muchas personas mueran prematuramente.** Incorpora demasiadas calorías, demasiados hidratos de carbono bajos en fibra (pan, puré de patas, patatas fritas, y arroz blanco), muchísimo azúcar refinado, demasiadas grasas saturadas, y demasiadas grasas hidrogenadas. Además de seguir una dieta excesiva e inadecuada, la mayoría de americanos no hacen suficiente ejercicio físico de forma regular.

| Dieta americana estándar | |
|---|---|
| **1. Demasiadas calorías.** | |
| **2. Demasiado:** | |
| • hidratos de carbono bajos en fibra | • grasas saturadas |
| • azúcar refinado | • grasas hidrogenadas |
| **3. Demasiado poco:** | |
| • hidratos de carbono ricos en fibra | • pollos y volatería sin piel |
| • legumbres | • derivados lácteos con poco |
| • grasas (aceites) mono y poliinsaturadas | o ningún contenido graso |
| • pescado | • carne baja en grasa |

**Figura 55.** Algunas deficiencias de la dieta estándar americana.

La mayoría de personas sigue una dieta. Sin embargo, la mayoría de la gente es obesa. ¿Por qué? Muchas dietas no consiguen distinguir correcta-

---

2. Nos convertimos en lo que comemos. Ver en el glosario la descripción de hidratos de carbono, colesterol, grasas, fibra, proteínas, azúcar refinado y grasas hidrogenadas.

mente entre hidratos de carbono ricos, pobres o sin contenido en fibra (azúcar), grasas saturadas (nocivas) y no saturadas (beneficiosas), proteínas ricas o pobres en grasas nocivas. Las grasas nocivas, las grasas hidrogenadas, el exceso de hidratos de carbono pobres en fibra y el azúcar refinado (que son transformados en grasas saturadas) disminuyen la capacidad del hígado para eliminar el colesterol LDL (páginas 81, 254) de la sangre. Los niveles elevados de esta sustancia en la sangre provocan ataques al corazón y accidentes vasculares cerebrales. Para disminuir el colesterol se debe hacer ejercicio físico y evitar comer carne grasa, pollos y otra volatería con piel, hidratos de carbono pobres en fibra, azúcar refinado, leche completa, quesos hechos a base de leche completa, nata, mantequilla, y productos elaborados a base de ellos como tartas, pasteles, y helados, así como los alimentos hidrogenados elaborados industrialmente como por ejemplo la mayoría de margarinas, galletas, bizcochos, bombones, dulces, donuts y postres.

Una persona ingiere un promedio de unos 68 kilos de azúcar refinado al año, que producen unas 760 calorías/día: el 38% de las calorías en una dieta de 2.000 calorías. El azúcar (sacarosa) no contiene fibra, minerales, sustancias fitoquímicas o vitaminas, solamente calorías. Los refrescos con burbujas tienen mucho azúcar: diez cucharaditas de té en una popular cola (diez veces más que el total de glucosa que hay en la sangre del organismo).

Para las personas reales que viven en un mundo real recomendamos nuestra **dieta para una vida mejor** que proporciona cerca del **50%** de las calorías de los hidratos de carbono, principalmente de las variedades ricas en fibra (muy poco azúcar refinado); cerca del **30%** de las grasas, básicamente los tipos «protectores» o «saludables»; y alrededor del **20%** de las proteínas beneficiosas (aquellas con poca grasa saturada asociada).

Hemos concebido **dieta para una vida mejor** para disfrutar del sentido del gusto en el marco de una vida más saludable. Una buena dieta hace del comer un placer, no un castigo. Esta es una dieta diseñada para lograr una vida agradable y prolongada.

La mayoría de hidratos de carbono deberían proceder de fuentes ricas en fibra (frutas frescas, vegetales frescos, legumbres, pan integral, cereales, pasta, arroz integral). La fibra retrasa la digestión de los hidratos de carbono, minimiza las fluctuaciones del azúcar (glucosa) en la sangre, y disminuye el apetito. **Pocas calorías deberían proceder de fuentes pobres en fibra y menos aún de azúcar refinado.**

La mayoría de calorías grasas (20% o más del total) deberían provenir de aceites, es decir grasas líquidas (no saturadas). Los aceites monoinsaturados son beneficiosos, como por ejemplo los de oliva, canola, aguacate y cacahuete. Algunos aceites poliinsaturados son también excelentes, como por ejemplo el de soja, nuez, pescado y linaza. Sin embargo, las calorías procedentes de grasas saturadas y grasas hidrogenadas, no deberían suponer más del 10% del total de la ingesta. Las grasas saturadas (como las de la mantequilla) y los aceites hidrogenados (como los de muchas margarinas) son sólidos blandos a temperatura ambiente. Un exceso de este tipo de grasas es bastante más nocivo para nuestras arterias que lo es el colesterol que hay en un huevo revuelto extra.

La mayoría de calorías proteínicas debería proceder del pescado (página 144), el pollo y otra volatería sin piel (la piel contiene grasa nociva), huevos, legumbres, nueces, derivados lácteos no grasos o bajos en grasa, y carne pobre en grasa como el magro de vaca, cordero, y el trozo central del lomo/chuleta de cerdo o carne asada. Una cantidad menor de calorías proteínicas debería proceder de las piezas muy caras de carne roja o del pollo y otra volatería con piel puesto que ambos contienen un elevado contenido de grasa saturada.

Esta selectiva **dieta para una vida mejor** a base de hidratos de carbono ricos en fibra, grasas (aceites) no saturados y proteínas saludables protege nuestras arterias del endurecimiento y de la formación de coágulos. Esta dieta impide los acusados aumentos y descensos de la glucosa en la sangre así como de la secreción de insulina relacionada con ella que provoca olas repetidas de profunda fatiga, apetito descontrolado, y que se coma excesivamente durante todo el día lo que conduce a la obesidad, diabetes del adulto, presión arterial elevada: todos ellos potentes factores de riesgo de cardiopatía coronaria. (Ver página 257 para directrices de omega-3.)

La **dieta para una vida mejor** combinada con un buen programa de ejercicio físico (páginas 151-172) es óptima para la inmensa mayoría de la gente que desea sentirse lo mejor posible y ofrecer el mejor aspecto. Para el reducido número de personas cuyos hígados no pueden eliminar el colesterol LDL de su sangre (un problema genético, página 182), les recomendamos que tomen medicamentos de receta médica para disminuir el colesterol, complementariamente al seguimiento de **dieta para una vida mejor** y al **programa de ejercicio físico.**

## Alimentos ricos en grasas saturadas y alimentos ricos en grasas hidrogenadas

Restrinja las calorías de estas procedencias a no más del 10% del total de calorías consumidas diariamente.

### Grasas saturadas:
1. Carnes rojas grasas.
2. Carnes enlatadas.
3. Productos cárnicos preparados industrialmente como beicon, conservas y salchichas.
4. Manteca de cerdo y productos hechos con manteca de cerdo.
5. Mantequilla y productos hechos con mantequilla.
6. Aceites de coco, palma, así como los productos hechos con estos aceites tropicales saturados.
7. Nata, y productos hechos con nata, incluyendo helados.
8. Leche, entera o incluso la semidesnatada (página 141), y los productos hechos con ella, como por ejemplo los quesos ricos en grasa.

### Grasas Hidrogenadas[3]
1. Margarina y productos hechos con margarina.
2. Productos preparados industrialmente hechos con «aceites» hidrogenados como por ejemplo, galletas, bizcochos, pasteles, dulces, donuts, tartas y otras variedades de pastelería.

¿Quién no piensa con ilusión en disfrutar de una buena comida en compañía de familia y amigos? Aunque la comida es agradable y necesaria para vivir, debemos controlar lo que comemos para vivir de forma sana y prolongada. La **dieta para una vida mejor** lo consigue. Esta dieta se fundamenta en siete grandes objetivos. No consiste en contar minuciosamente las calorías consumidas. Disfrute de esta dieta durante toda su vida. Utilícela para perder, conservar, o ganar peso de acuerdo con sus necesidades.

---

3. La mayor parte de margarinas y muchos productos alimenticios elaborados industrialmente contienen soja hidrogenada u otro tipo de aceites. La hidrogenación modifica y convierte a estos aceites en sólidos blandos a temperatura ambiente. Estos cambios tienen lugar debido a que el hidrógeno se incorpora a la estructura molecular de los aceites dando lugar a grasas hidrogenadas. Desafortunadamente, estos ácidos son tan peligrosos como las grasas saturadas porque también impiden la eliminación del colesterol LDL de la sangre por el hígado. Este efecto de hidrogenación provoca que los niveles de colesterol LDL aumenten. Dichas elevaciones se convierten en peligrosas cuando llegan a los 130 mg/dl (en valor promedio): páginas 255, 257-259.

## Los siete objetivos de la dieta para una vida mejor

Para disminuir los ataques cardiacos, los accidentes vasculares cerebrales, amputaciones de miembros, hipertensión, aneurismas, obesidad, diabetes del adulto, ceguera, insuficiencia renal y cáncer, recomendamos seguir los siete siguientes objetivos dietéticos.

1. **Coma una cantidad suficiente** de hidratos de carbono ricos en fibra, como por ejemplo, vegetales y frutas frescas –una manzana diaria es algo insuperable– legumbres, pan integral, cereales, pasta y arroz integral.

2. **Restrinja de forma notable** el consumo de hidratos de carbono pobres en fibra (pan, puré de patatas, patatas fritas, arroz).

3. **Restrinja de forma drástica el consumo de azúcar refinado.**

4. **Opte** por los aceites protectores monoinsaturados como los de oliva, canola[4] y cacahuete; así como los aceites poliinsaturados omega-3 (nuez, pescado y especialmente linaza).

5. **Restrinja de forma rigurosa** las grasas saturadas y las grasas hidrogenadas grasas.

6. **Disfrute** de los alimentos que aportan proteínas pobres en grasas saturadas: pescado, pollo y otra volatería sin piel, huevos (página 144), legumbres, nueces, derivados lácteos sin grasa o pobres en grasa, así como carnes pobres en grasa (magro de vaca, cordero, parte central del lomo/chuleta de cerdo). El marisco también vale.

7. **Beba** al menos ocho vasos de agua al día (dos litros).

Si usted tiene un sobrepeso importante, esta dieta equilibrada compuesta de un **50%** de hidratos de carbono ricos en fibra, un **30%** de grasas protectoras, y un **20%** de proteínas beneficiosas, combinada con un programa de ejercicio físico adecuado (páginas 151-172), autorregulará su peso de forma automática en unas pocas semanas o meses. Entonces se sentirá perfectamente y exhibirá un excelente aspecto, permitiendo la continuación de la dieta y el programa de ejercicio que se siga manteniendo así.

---

4. También rico en ácidos grasos omega-3 (páginas 257-259).

Las distintas áreas del esquema de componentes básicos de la **dieta para una vida mejor** reflejan exactamente el origen de las calorías procedentes de hidratos de carbono (50% –4 calorías/gramo), grasas (30% –9 calorías/gramo), y proteínas (20% –4 calorías/gramo). Para una ingesta de 2.000 calorías diarias, esto significa 250 gramos de hidratos de carbono, 67 gramos de grasas, y 100 gramos de proteínas.

La **dieta para una vida mejor** hace hincapié en los hidratos de carbono ricos en fibra, las grasas (aceites) no saturadas y las proteínas saludables (figura 56, página 143). Aun cuando esta dieta no elimina del todo ningún tipo de alimento, restringe de forma notable los hidratos de carbono pobres en fibra (pan, puré de patatas, patatas fritas, arroz), restringe de forma drástica el azúcar refinado, y restringe rigurosamente las grasas saturadas y las grasas hidrogenadas.

Esta sabrosa dieta asegura un suministro adecuado de calorías (energía), componentes del organismo, fibra, minerales, fitoquímicos, vitaminas, y agua. Asimismo, la **dieta para una vida mejor** hace disminuir de forma importante el estímulo de la glucosa (azúcar) a un exceso de secreción de insulina, lo cual protege adicionalmente frente al desarrollo de obesidad, diabetes del adulto, y endurecimiento de las arterias (arteriosclerosis).

La **dieta para una vida mejor** exige que se consuma leche desnatada o semidesnatada. La leche entera contiene demasiada grasa. Una taza (227 gramos) de leche entera tiene 150 calorías y 5 gramos de grasa saturada (4%). Una taza de leche semidesnatada tiene entre 100-120 calorías y de 1,5-3 gramos de grasa saturada (1-2%). Una taza de leche desnatada tiene 80 calorías y nada de grasa. Las personas que son intolerantes a la lactosa pueden tomar 113 gramos de leche o bien leche de soja reforzada en calcio durante una comida.

La **dieta para una vida mejor** proporciona el 30% de las calorías totales a través de las grasas, básicamente de grasas (aceites) no saturados que protegen nuestras arterias, como por ejemplo los aceites de oliva, canola, nuez, cacahuete, soja, pescado y linaza. Aun cuando estos aceites son saludables, tienen tantas calorías (9 calorías/gramo), como todas las grasas, que deben tomarse con moderación. Asimismo, las calorías procedentes de las grasas saturadas y de las grasas hidrogenadas no deberían superar el 10% de la ingesta calórica total. Por otra parte, la **dieta para una vida mejor** exige una notable reducción del consumo de hidratos de carbono bajos en fibra y una drástica disminución del consumo de azúcar refinado (páginas 137, 138, y párrafos siguientes[5]).

Las personas que tienen grasa alrededor de sus cinturas tienen un riesgo significativamente mayor de sufrir presión arterial elevada, diabetes, enfermedad cardiaca precoz, y cáncer en comparación con las personas que depositan el exceso de grasa en sus caderas y muslos.

Si su contorno de cintura es amplio, es fundamental que siga las directrices de la **dieta para una vida mejor** que se describen en este libro.

Podemos aprender mucho de la importancia de la dieta a partir de los estudios realizados en grupos determinados de población. Por ejemplo:

- Los Adventistas del Séptimo Día que restringen o evitan el consumo de carne, tabaco y alcohol sufren menos enfermedades del corazón, enfisema, cáncer de pulmón, y enfermedades hepáticas que la población general.

- Las muertes por cáncer de mama y de colon no son frecuentes en los países donde la dieta incorpora pocas grasas saturadas (animales).

---

5. La sacarosa (azúcar de mesa) se digiere con rapidez. Ello hace que aumente la glucosa en sangre eliminando la sensación de hambre y provocando la secreción de insulina por el páncreas. Disminuye la glucosa. Vuelve la sensación de hambre. Cuanto más azúcar se toma, el ciclo se repite. Las grasas y las proteínas tienen poco efecto sobre la secreción de insulina. Los vegetales (a consecuencia de su elevado contenido en fibra) y las frutas (por su fibra y por el tipo de azúcar— fructosa) se transforman más lentamente en glucosa y, por tanto, estimulan menos la secreción de insulina. El azúcar de la leche (lactosa) también provoca una menor respuesta de la insulina. La insulina permite que todas las células del organismo utilicen glucosa para producir energía, hace que la glucosa se almacene como glucógeno (página 260), convierte el exceso de glucosa en grasa saturada cuando los limitados depósitos de glucógeno se han llenado (páginas 147-149), e impide que la grasa se utilice como fuente de energía.

La relación azúcar-insulina con sus altos y bajos estimula el apetito; las grasas y proteínas lo apagan. Comer azúcar a lo largo del día hace aumentar la secreción de insulina e intensifica la producción de grasa saturada a partir de la glucosa, anulando de esta forma el beneficio de reducir la ingesta de grasa saturada en la dieta. No obstante, si en la dieta se restringen de forma notable los hidratos de carbono pobres en fibra y de forma drástica el azúcar refinado, se disminuye la secreción de insulina y se permite que la grasa sea utilizada como fuente de energía cuando los depósitos de glucógeno estén agotados. Contribuir a que esta fuente de energía entre en funcionamiento ayuda a corregir la obesidad y a impedir la aparición de la diabetes del adulto, ceguera, insuficiencia renal, y endurecimiento de las arterias.

La **dieta para una vida mejor** suprime prácticamente el consumo de azúcar de mesa, las bebidas refrescantes estándar (soda), los «zumos» azucarados con menos del 50% de contenido en «zumo de fruta», las mermeladas, gelatinas, dulces, pasteles, tartas, y otras variedades de pastelería, helados, y la mayoría de otro tipo de postres. Si se sigue la **dieta para una vida mejor**, el consumo diario promedio de azúcar refinado en una dieta de 2.000 calorías puede fácilmente verse disminuido de 760 calorías a 120 calorías.

Los emigrantes japoneses en los EE.UU. que adoptan la dieta occidental a base de hidratos de carbono pobres en fibra, azúcar muy refinado, grasas muy saturadas, y grasas hidrogenadas, tienen un riesgo más elevado de contraer cardiopatía coronaria, diabetes, y cáncer de colon y mama que los japoneses que viven en Japón quienes siguen su tradicional dieta nativa a base de hidratos de carbono ricos en fibra, azúcar poco refinado, y grasas poco hidrogenadas.

---

**Proteínas beneficiosas –20%**

**4 calorías/gramo**

- Pescado.
- Pollo y otra volatería sin piel.
- Legumbres.
- Nueces.
- Derivados lácteos pobres en grasa o sin grasa.
- Carne con bajo contenido graso.

---

**Grasas protectoras –30%**

**9 calorías/gramo**

- 2/3 ó más procedentes de grasas mono y poliinsaturadas (páginas 138 y 140).
- 1/3 ó menos procedentes de grasas saturadas y grasas hidrogenadas (página 139).

---

**Hidratos de carbono ricos en fibra –50%**

**4 calorías/gramo**

- Frutas frescas.
- Vegetales frescos.
- Legumbres: guisantes, judías, y lentejas.
- Pan integral, cereales, y pasta.
- Cereales integrales, como arroz integral, trigo, avena, cebada.

**Figura 56.** El esquema de componentes básicos de la **dieta para una vida mejor** refleja un origen calórico en un 50% de hidratos de carbono (principalmente las variedades ricas en fibra), en un 30% de grasas protectoras (principalmente los tipos protectores monoinsaturados y los poliinsaturados omega-3 y -6), y en un 20% de proteínas (principalmente aquellas clases que están poco asociadas a las grasas saturadas). Ver también las páginas 144, 145.

En comparación con la gente que tiene un peso normal, las personas obesas sufren una incidencia más alta de diabetes del adulto, ataques cardiacos, accidentes vasculares cerebrales, amputaciones de miembros, cáncer (próstata y mama), y patología de la vesícula biliar.

# Raciones comparables de diferentes grupos de alimentos

## Frutas

- 1 fruta de tamaño medio como una manzana, pera o melocotón (alrededor de una taza).
- 1/4 de taza de frutos secos.
- 1/2 taza de fruta en conserva.
- 1/2 a 3/4 de taza de zumo de fruta sin azucarar.

## Vegetales y legumbres

- 1/2 taza de vegetales o legumbres cocidas.
- 1/2 taza de vegetales desmenuzados crudos.
- 1 taza de vegetales de hoja crudos.
- 1/2 a 3/4 de taza de zumo vegetal.

## Pasta, pan y cereales

- 1/2 taza de pasta cocida.
- 4 galletas pequeñas.
- 1 rebanada de pan.
- 1/2 taza de cereales cocidos.
- 1/2 taza de arroz cocido.

## Leche y derivados lácteos

- 1 taza (227 gramos) de leche semidesnatada o un yogur.
- 1 rebanada de queso manchego pobre en grasa de algo menos de medio centímetro de grosor (28 gramos).
- 1 taza de requesón pobre en grasa.

## Carne y alternativas a la carne

- De 57 a 85 gramos (del tamaño de una baraja de cartas) de carne magra cocida, pollo u otra volatería sin piel o pescado[6].
- 2 huevos[7].
- 1 taza de legumbres cocidas (judías o guisantes).

---

6. El aceite de pescado, especialmente el de salmón, atún y trucha protege las arterias. Después del aceite de linaza, el aceite de pescado es el que contiene mayores cantidades de ácidos grasos poliinstaurados omega-3. Por ello, coma pescado a menudo (página 257).

7. Uno o dos huevos diarios son saludables a menos que sea diabético o tenga unos niveles elevados de colesterol LDL y/o triglicéridos. En estos casos recomendamos que limite su ingesta a tres o cuatro huevos a la semana. El hígado produce unos 3.000 mg de colesterol al día. Un huevo contiene alrededor de 250 mg de colesterol.

- 1/2 taza de nueces.
- 2 cucharadas de mantequilla de cacahuete natural (sin hidrogenación).

**¿Cuántas raciones necesita usted diariamente?**

| | Niños, mujeres, personas mayores | Chicas adolescentes, mujeres activas, la mayoría de hombres | Chicos adolescentes, hombres activos[*] |
|---|---|---|---|
| Cantidad de calorías[8] | Cerca de 1.600 | Cerca de 2.200 | Cerca de 2.800 |
| Grupo de frutas | 2 | 3 | 4 |
| Grupo de legumbres y vegetales | 3 | 4 | 3 |
| Grupo de pan, cereales y pasta | 6 | 9 | 11 |
| Grupo de leche y derivados lácteos[9] | 2 a 4 | 3 a 5 | 4 a 6 |
| Grupo de carne y alternativas a la carne | 2 | 3 | 4 |
| Grasa total (gramos)[10] | 53 | 73 | 93 |

# Veinte formas de disminuir el contenido de grasas saturadas y grasas hidrogenadas de su dieta

1. Cocine los alimentos al microondas, al horno, a la parrilla, hiérvalos, cuézalos a fuego lento en una vasija bien tapada, o saltéelos rápidamente y removiendo en lugar de freírlos, siempre que sea posible.

---

* Las chicas y mujeres de tamaño, masa muscular y grado de actividad comparable necesitan el mismo número de calorías que sus homólogos masculinos.

8. Raciones de los grupos principales de alimentos que se necesitan en los diferentes niveles de calorías en el marco de la **dieta para una vida mejor**.

9. Los adolescentes, los adultos jóvenes, las embarazadas y lactantes, las mujeres preocupadas por la prevención de la osteoporosis necesitan el número de raciones más alto, (o calcio adicional procedente de fuentes alternativas).

10. Número de gramos de grasa cuando el 30% de la ingesta calórica diaria procede de fuentes grasas.

2. Utilice una sartén antiadherente y aceite de oliva o canola que no se pegue, en lugar de añadir mantequilla y margarina.

3. Cocine bien el beicon y otras carnes grasas del desayuno, y a continuación apriételas con fuerza entre toallas de papel absorbente para eliminar la grasa que queda tanto como sea posible.

4. Compre carne roja con el menor contenido graso.

5. Compre hamburguesas etiquetadas como «magro extra» y cocinelas bien a la parrilla para eliminar la grasa saturada.

6. Quite toda la grasa saturada visible de la carne antes de cocinarla. Con esta medida eliminará cientos de calorías.

7. Reduzca la cantidad de grasa saturada de las sopas, carnes y guisados en conserva enfriando las latas antes de abrirlas. Esto provocará que la grasa emigre a la parte superior y se solidifique, haciendo que sea más fácil separarla.

8. Prepare platos en los que la grasa se cuece en el líquido (estofados, guisados, carnes hervidas, sopas de caldo) un día antes. Entonces enfríelos y elimine la grasa saturada que ha emigrado y se ha solidificado en la parte superior.

9. Ase las carnes a la parrilla en lugar de freírlas porque los jugos y la grasa licuada irán a parar a la sartén colocada debajo.

10. Si usted quiere hacer salsas con estos líquidos desgráselos añadiendo unos cubitos de hielo. Esto hace que la grasa se solidifique y se pegue a los cubitos.

11. Limite el consumo semanal de carne roja a tres raciones de 85 gramos (el tamaño de una baraja de cartas) de variedades magras. Coma más pescado, pollos y otra volatería (sin piel), huevos, legumbres, nueces, y derivados lácticos sin grasa o bajos en grasa.

12. Quite la piel antes de cocinar el pollo y otra volatería, porque la mayor parte de grasa está allí, o inmediatamente debajo de la piel.

13. Coma pavo durante todo el año. La carne blanca sin piel es mejor. Es baja en grasa.

14. Sustituya la mostaza, *ketchup*, mayonesa y otras salsas o condimentos de los bocadillos por mantequilla o margarina.

15. En lugar de mantequilla o margarina, disfrute del yogur bajo en grasa o de la nata agria sin grasa en las patatas cocidas.

16. Emplee aceite de oliva o canola para cocinar y para las ensaladas porque contiene más ácidos grasos mono y poliinsaturados que otras grasas incorporadas a la dieta (excepto el aceite de linaza que no puede usarse para cocinar).

17. Pase de tomar leche entera a leche semidesnatada o desnatada. La leche entera le sabrá insoportablemente espesa y grasa, en cuanto se haya acostumbrado a la leche desnatada. Sus preferencias de gusto cambiarán al cabo de pocas semanas.

18. Recuerde que un producto «imitación» puede contener tanta grasa «nociva» como el producto natural si está hecho a base de aceites hidrogenados y/o tropicales. Lea las etiquetas.

19. Escoja las margarinas más blandas porque contienen menos grasas hidrogenadas (página 257).

20. Opte por quesos bajos en grasa («light», «dieta» o «parcialmente no grasos») en lugar de los quesos hechos con leche completa.

## Fundamentos del control de peso

El organismo puede almacenar una cantidad limitada de los hidratos de carbono y de las proteínas adicionales, mientras que, por otra parte, puede almacenar cantidades prácticamente ilimitadas de grasa en las células del tejido adiposo. Todos los hidratos de carbono transformados en glucosa. La glucosa estimula al páncreas para que segregue insulina, la cual transforma rápidamente cualquier exceso de glucosa (la que no es necesaria como fuente de energía y la que no puede almacenarse como glucógeno) en grasa saturada. En todo el organismo sólo se puede almacenar menos de medio kilo de glucógeno, una tercera parte en el hígado y dos terceras partes en los músculos. Los niveles elevados de insulina bloquean la utilización de grasa para la producción de energía. Esto crea un camino que sólo va en una dirección: grasa que va hacia dentro, sin grasa que va hacia fuera.

No obstante, si se **restringen** de forma importante los **hidratos de carbono bajos en fibra** y se **reduce** de forma drástica el **azúcar**, la disminución de peso se convierte en algo relativamente fácil para la mayoría de las personas, si se combina con un programa de ejercicio físico sensato y lógico (páginas 151-172). Esta restricción dietética reduce los niveles de insulina en sangre y tejidos y permite que el exceso de depósito de grasa se emplee para cubrir las necesidades de energía del organismo (página 142). Al mismo tiempo, el ejercicio físico aumenta las necesidades energéticas y acelera la pérdida de grasa (página 170). La **dieta para una vida mejor** y el **programa de ejercicio físico** son también ideales para las personas con Síndrome X (ver página 264).

La **dieta para una vida mejor** proporciona una ingesta equilibrada de hidratos de carbono, **50%** (principalmente las variedades ricas en fibra), grasas, **30%** (en su mayoría de las clases no saturadas), y proteínas, **20%** (aquellas con poca grasa saturada asociada) para suministrar la energía, componentes del organismo, fibra, minerales, fitoquímicos, vitaminas y agua que necesita nuestro organismo. Si necesitamos aumentar de peso, comemos más, si necesitamos disminuir de peso, comemos menos y hacemos más ejercicio; si necesitamos mantener peso, seguimos haciendo lo mismo.

El esquema de componentes básicos de la **dieta para una vida mejor** de la página 143 es una guía para llevar a cabo esta dieta equilibrada. El número de raciones que se necesitan de cada uno de los grupos principales de alimentos depende del nivel de necesidades calóricas de cada uno (página 145).

## Conseguir y mantener su peso ideal

Cada persona tiene su peso «ideal». Todos somos distintos. No tiene ninguna lógica médica tratar de «ser como» alguna otra persona. Todos deberíamos esforzarnos en conseguir el peso corporal que sea más saludable para nuestra particular estructura fisiológica. Cuando usted siga la **dieta para una vida mejor** y el **programa de ejercicio físico,** su organismo se regulará automáticamente a su peso ideal en unas pocas semanas o meses y allí se mantendrá mientras siga con el programa.

Demasiadas personas son obesas. La obesidad (acumulación excesiva de grasa saturada) hace que el corazón tenga que trabajar más arduamente, produce cambios bioquímicos que provocan que las arterias se endurezcan y agoten, y predispone al desencadenamiento de la diabetes del adulto.

Muchas personas comen demasiado, no hacen suficiente ejercicio, y tienen exceso de peso (grasa). Perder esta grasa precisa de un plan de acción para **ganar músculo y perder exceso de grasa** comiendo los alimentos adecuados en las cantidades correctas y haciendo ejercicio físico cada día.

## Estrategia de pérdida de peso

Las dietas espectaculares *no son* la respuesta. En las recaídas prácticamente inevitables que siguen a tales dietas, se añade mucha más grasa que músculo. La consecuencia es una persona más obesa y más débil que se pregunta qué es lo que funcionó incorrectamente.

Si usted tiene sobrepeso, hay una solución agradable a su problema: comience la **dieta para una vida mejor** y al mismo tiempo comprométase durante el próximo mes a caminar a marcha rápida unos tres kilómetros diarios. Si después de un mes, desea perder peso a un ritmo más rápido, aumente su programa de marcha el mes siguiente a cuatro kilómetros diarios y no consuma *nada* de hidratos de carbonos pobres en fibra o azúcar refinado mientras sigue observando el resto de su plan dietético.

Con este programa acelerado usted perderá de un cuarto de kilo a medio kilo *más* por semana. Cuando llegue a su peso ideal, siga con la **dieta para una vida mejor** (página 140, y figura 56, página 143) y el **programa de ejercicio físico** a un nivel en el que, por tiempo indefinido se sentirá perfectamente bien, luciendo además un excelente aspecto.

El exceso de peso es grasa saturada que está esperando a ser utilizada para producir energía. Los dos requisitos necesarios para empezar a quemar grasa son:

1. Consumir menos calorías de las que va a utilizar.

2. Disminuir la secreción de insulina restringiendo de forma importante los hidratos de carbono pobres en fibra, y de forma drástica el azúcar refinado, para que así sus depósitos de grasa puedan ser ya utilizados como fuentes de energía (páginas 140, 142, 149).

Cuando se combinan estos requisitos dietéticos básicos con un buen programa de ejercicio físico, su organismo añadirá musculatura de forma automática y se desprenderá de estos kilos de más de exceso de grasa.

## Estrategia para ganar peso

Hay un número bastante más elevado de personas que necesitan perder peso que de personas que necesitan ganarlo. El 20% de éstas sufren sobrepeso en un grado muy acentuado. Sin embargo, estar muy delgado también es peligroso. Este tipo de personas no tienen glucógeno, muy poca grasa, y si enferman y no pueden comer, deben quemar sus exiguos músculos para producir energía. Si usted necesita aumentar de peso, siga la **dieta para una vida mejor,** y tome de cuatro a cinco comidas diarias en lugar de tres. Dé un agradable paseo cada día, aumentando la distancia a medida que va ganando el peso que necesita. Si resulta que continúa aún muy por debajo de su peso, visite a un médico tan pronto como pueda.

**Un apunte sobre el alcohol:** Si se consume alcohol, debería ser con moderación. Además de los efectos adversos de las cantidades en exceso sobre el cerebro e hígado, el alcohol es rico en calorías (siete calorías por gramo) y es utilizado por el organismo antes que la glucosa o los ácidos grasos. El alcohol detiene estos procesos metabólicos normales. Ello dificulta el control de peso.

## Consideraciones finales sobre la dieta para una vida mejor

- Comer bien debería convertirse progresivamente en un estilo de vida. Su organismo y su mente responderán de forma positiva a los cambios que vaya haciendo. Advierta, por favor, sin embargo, que la ingesta de fibra debería aumentarse gradualmente con el objetivo de evitar los desagradables efectos secundarios de una repentina «sobrecarga de fibra», por ejemplo: gases, sensación de barriga hinchada, y calambres abdominales.

- Cuando usted examine la información de nutrición diaria, se dará cuenta de que comer no es una ciencia exacta. Siempre habrá alguna variación en la ingesta alimentaria diaria total y en la distribución de calorías. El objetivo es cumplir con los porcentajes de calorías de la **dieta para una vida mejor** del 50/30/20 de hidratos de carbono, grasas, y proteínas respectivamente, a nivel semanal más que para cada día en concreto.

- La cantidad total de azúcar consumido incluye tanto los azúcares que se encuentran de forma natural en los alimentos (frutas, algunos vegetales y leche, página 142) como el azúcar refinado añadido.

# EJERCICIO FÍSICO: ALIADO FUNDAMENTAL DE LA DIETA

Para que su organismo se beneficie, el ejercicio físico debe ser **aeróbico** («con oxígeno»). Si usted puede sostener una conversación normal mientras hace ejercicio, este ejercicio es aeróbico, por lo que a usted se refiere. El ejercicio aeróbico *no* merma el oxígeno de sus músculos, no provoca que le falte el aliento y que no pueda hablar, ni hace que sude copiosamente (a menos que haga mucho calor). Por otra parte, el ejercicio **anaeróbico** («sin oxígeno») *sí* merma de oxígeno sus músculos, provoca que le falte el aliento y que no pueda hablar, y hace que sude copiosamente.

El ejercicio anaeróbico exige más oxígeno y nutrientes de los que la sangre arterial puede suministrar a unos músculos sometidos a un esfuerzo excesivo. También produce más productos de desecho de los que la sangre puede eliminar. Este ejercicio físico excesivo hace que a usted le falte el aliento de forma muy acusada, provoca que su pulso se dispare, y que se agote rápidamente. No es ni saludable ni seguro para cualquier persona normal.

Sin embargo, el ejercicio aeróbico es actividad muscular rítmica ejecutada con una determinada cadencia dentro del marco de la capacidad de la circulación para suministrar el oxígeno y nutrientes adicionales que los músculos en funcionamiento necesitan. La sangre elimina también el dióxido de carbono y otros productos de desecho. Usted puede proseguir con este tipo de ejercicio durante largos períodos de tiempo con una frecuencia de pulso estable, moderadamente elevada, sin agotarse, empaparse en sudor o quedarse sin respiración. El ejercicio aeróbico es seguro y saludable. Es el tipo de ejercicio físico que necesita para tener salud y conservarla.

La capacidad para hablar mientras se hace ejercicio físico («test del habla») es una forma sencilla de identificar si un ejercicio es «aeróbico» para usted. Si usted puede sostener una conversación normal, lo es; si no puede, es anaeróbico. Las personas en baja forma física no superan dicho test mientras caminan lentamente; las personas en un buen estado de forma física lo superan mientras caminan a marcha rápida; las personas en un excelente estado de forma lo superan mientras hacen *jogging*. Independientemente de la actividad que lleve a cabo, ajuste el ritmo para poder superar el test.

Ejercicio aeróbico:

- Es barato en tiempo y dinero.

- Aumenta en gran medida su disfrute de la vida.

- Tonifica sus músculos.

- Agudiza su mente.

- Disminuye el nivel de estrés.
- Alivia la depresión.
- Estimula el sueño profundo.

- Fortalece su corazón y sus pulmones.
- Contribuye a que todo su organismo utilice el oxígeno y los nutrientes de forma más eficiente.
- Ayuda a que su sistema digestivo funcione mejor.
- Mejora la peligrosa química de la sangre.

El ejercicio aeróbico regular ayuda también a las mujeres después de la menopausia (combinado con la **dieta para una vida mejor** y unos niveles adecuados de vitamina D, calcio, magnesio y estrógenos) para impedir, o por lo menos retrasar el desarrollo de osteoporosis, un proceso patológico que absorbe estructura ósea y debilita el esqueleto.

La osteoporosis grave debilita los huesos largos de tal manera que se rompen con facilidad, en particular la cadera, y hace que la columna vertebral sea tan frágil que partes de la misma pueden colapsarse. Incluso sin fracturas manifiestas, la osteoporosis acorta de forma silenciosa la columna con la edad y provoca que tanto hombres como mujeres disminuyan de estatura a medida que envejecen.

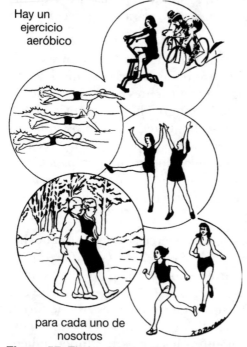

Hay un ejercicio aeróbico

para cada uno de nosotros

**Figura 57.** El ejercicio aeróbico es una excelente «medicina diaria». Pero si usted tiene un sobrepeso acentuado o problemas cardiacos u otro tipo de enfermedad, contacte por favor con su médico para que le oriente antes de empezar un programa de ejercicio físico.

Todos necesitamos hacer ejercicio aeróbico para ayudar a perder exceso de grasa, fortalecer la musculatura, mejorar la función cardiaca y pulmonar, adquirir una renovada sensación de vigor; y evitar que se desarrolle diabetes del adulto, ceguera, insuficiencia renal, presión arterial elevada, endurecimiento de las arterias, ataques al corazón, accidentes vasculares cerebrales, disminución de la capacidad de deambular, amputación de miembros, aneurismas y hemorragias.

En resumen, el ejercicio aeróbico regular es lo más parecido que tenemos a una «píldora anti-envejecimiento». Descubrirá que la vida es mucho más divertida cuando tome esta «píldora» cada día.

Pasear a marcha rápida sin llegar al extremo de quedarse sin aliento es algo difícil de superar como ejercicio, por muchas razones. Es seguro, agradable, barato, beneficioso para casi todo, y puede disfrutarse prácticamente en cualquier momento y lugar. ¡Pruébelo! Tres kilómetros por la mañana o por la tarde harán maravillas para usted. Esta es una costumbre a adquirir y practicar de por vida.

Pasee con su marido, esposa, hijos, amigo o perro. Si ninguno de ellos está disponible, pasee solo. Este es tiempo que se debe a sí mismo. Tiempo precioso.

Si no puede caminar tres kilómetros, trate de caminar uno. Si no puede con uno, llegue hasta donde pueda sin agotarse y, poco a poco, aumente la distancia.

# F.I.T.

## Los fundamentos: Piense en F.I.T.

Lo primero que tiene que saber del «ejercicio aeróbico regular» es que a menos que lo haga *con la suficiente frecuencia, con la suficiente intensidad, y durante el tiempo suficiente,* no va a ser muy beneficioso para usted, para su sistema cardiovascular y respiratorio o para su programa de disminución de peso.

Como una ayuda para ponerse y mantenerse en forma, piense en F.I.T, es decir en términos de la **frecuencia, intensidad** y **tiempo de duración** del ejercicio.

## Frecuencia

El Colegio de Médicos recomienda hacer ejercicio aeróbico diariamente. Necesitamos utilizar nuestros músculos constantemente para mantenerlos a ellos y a nuestro corazón y pulmones en forma. No hay que darle vueltas a este requisito. O utilizamos nuestros músculos o los perdemos: una elección fácil si es que deseamos adquirir y mantener un buen estado de forma física.

## Intensidad

La mayor parte de la mística que rodea el ejercicio aeróbico tiene que ver con su intensidad o «ritmo».

Haga el «test del habla» para descubrir el ritmo aeróbico adecuado para usted (página 151). Aumente su ritmo hasta que no pueda mantener una conversación y luego disminúyalo hasta donde sí pueda. Al hacer esto, no trate de llegar al límite. Concédase un cierto «margen de respiración».

Cuando esté en forma, sudará de forma moderada, pero no se quedará sin aliento. Si se sorprende a sí mismo resoplando malhumorado e incapaz de mantener una conversación, disminuya el ritmo hasta que encuentre el que es adecuado para usted. Deje las carreras de larga distancia y las competiciones de triathlon para los atletas. No es saludable para usted llegar al límite de su resistencia. Caminar a marcha rápida es algo insuperable. ¡Pruébelo! Estará encantado. Funciona, y es absolutamente seguro.

## Tiempo de duración

Los estudios demuestran que para adquirir una buena forma física, necesitamos por lo menos hacer treinta minutos de ejercicio aeróbico cada día de la semana.

Alrededor de estas conclusiones hay una cierta controversia. Un panel de expertos convocado por el American College of Sports Medicine y el Centers for Disease Control (CDC) comunicó recientemente que la *acumulación* de treinta minutos de «ejercicio moderado» diario (por ejemplo caminar, hacer labores de jardinería, subir varios tramos de escalera y/o hacer el trabajo de la casa *cada* día) es suficiente para mejorar el estado físico general, por lo menos de forma moderada. Los investigadores de la Harvard School of Public Health, sin embargo, creen que es preferible hacer cuarenta y cinco minutos de ejercicio diario, enérgico y *continuo.*

La conclusión final es que incluso un *poco* de ejercicio es mejor que no hacer nada, y en general, *más* ejercicio es mejor que menos ejercicio, dentro de lo razonable, por supuesto.

Treinta minutos diarios de ejercicio aeróbico le ayudarán a conseguir y conservar su peso óptimo. Si necesita perder peso a un ritmo más rápido, haga de cuarenta y cinco a sesenta minutos de ejercicio aeróbico continuado una vez al día, o si es necesario dos veces diarias. Esto no tiene por qué ser complicado. Tan sólo salga y empiece a andar. Desde aquí, hacia arriba.

## Preguntas y respuestas sobre el ejercicio físico

P. ¿*Cuáles son los distintos tipos de ejercicio?*

R. 1. El ejercicio isométrico (la contracción del músculo sin movimiento) tonifica los músculos, pero no hace que el cuerpo circule. Este tipo de ejercicio consume pocas calorías y no mejora el estado cardiovascular y muscular general.

2. El ejercicio isotónico –como por ejemplo el levantamiento de peso– desarrolla el tejido muscular y consume calorías pero no favorece suficientemente el buen estado cardiovascular o pulmonar.

3. El ejercicio anaeróbico (*sin* el oxígeno adecuado) –como por ejemplo correr y montar en bicicleta a toda velocidad– conduce al agotamiento y a la falta total de aliento al cabo de unos minutos. Este tipo de ejercicio no puede prolongarse el tiempo suficiente para que los beneficios necesarios se pongan de manifiesto. Asimismo, el ejercicio anaeróbico puede ser peligroso debido a que merma rápidamente el oxígeno de su corazón.

4. El ejercicio aeróbico (*con* el oxígeno adecuado... si su ritmo es el correcto) como por ejemplo, pasear, bailar, hacer *jogging*, jugar al golf (preferiblemente sin utilizar el carrito para desplazarse), montar en bicicleta, nadar, jugar al balonmano, al tenis, remar, y saltar a la comba son las actividades más populares. A un ritmo aeróbico adecuado, estos ejercicios desarrollan la musculatura, hacen que su corazón y pulmones estén en forma, ayudan a conseguir y mantener un peso saludable, y le conservan en

un buen estado físico general. Esta combinación de beneficios podría salvarle la vida.

P. *¿Debo consultar a mi médico antes de empezar un programa de ejercicio físico?*

R. Sí, si usted:
- Hace tiempo que no ha visitado a su médico.
- Tiene más de treinta y cinco años.
- Tiene un historial personal o familiar de patología cardiovascular.
- Es fumador.
- Tiene la presión arterial elevada.
- Está muy por encima de su peso.

P. *¿Cómo puedo saber cuál es el ejercicio aeróbico más adecuado para mí?*

R. Las consideraciones que debe hacerse para escoger un ejercicio aeróbico (o una combinación de ejercicios aeróbicos) deberían incluir:
- La disponibilidad o el precio de compra o alquiler del equipo necesario.
- Su estado de salud, peso y edad.
- Su estado de forma.
- Sus gustos e intereses.
- El clima.
- El tiempo de que disponga.

**Nota: Es importante encontrar ejercicios que a usted le *gusten*. Entonces seguirá con gusto la rutina del nuevo ejercicio.**

P. *¿Cómo puedo encontrar tiempo para hacer ejercicio?*

R. De la misma forma que usted encuentra tiempo para comer y para dormir. Hacer ejercicio es igual de importante. Haga del mismo una prioridad.

P. *¿Qué alternativas tengo?*

R. Hay muchas. Los comentarios que siguen a continuación respecto a los ejercicios aeróbicos más populares son para despertar su interés y para que se implique.

## 1. Aeróbico

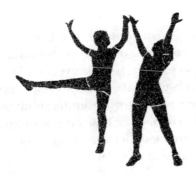

Ventajas especiales:

- Se lo pasarán bien aquellos que les gusta hacer ejercicio al ritmo de la música.

- Todo el cuerpo está involucrado en el ejercicio.

- En las clases se desarrolla espíritu de grupo.

- La habilidad necesaria se adquiere rápidamente. Los principiantes se convierten en «profesionales» al cabo de poco tiempo.

- Las clases tienen lugar bajo techado, sin que importen las inclemencias del tiempo.

- Hay muchos estilos de *aerobic* así como diferentes tipos de música para escoger.

Equipo especial/Instalaciones necesarias:

- Ropa holgada y calzado cómodo con suelas acolchadas (las zapatillas deportivas proporcionan el mejor apoyo).

- Espacio suficiente y un instructor cualificado.

Consejos para principiantes:

- La mejor forma de encontrar un buen instructor y un buen programa de *aerobic* es a través de la publicidad boca-oreja. Hable con sus amigos y descubra cuál es el instructor y programa con el que se lo pasan bien, y por qué. Si esto no funciona, revise los programas en funcionamiento allí donde vive y pregunte qué ofrecen. A continuación hable con los instructores.

- Inscríbase en las clases con un amigo. Se apoyarán mutuamente y se lo pasarán bien.

- El programa típico de baile *aerobic* consiste en una hora de clase lunes, miércoles y viernes durante tres meses. No obstante, hay también clases de *aerobic* que se ofrecen sólo dos veces a la semana. Estas últimas no proporcionan el suficiente ejercicio para conseguir que sus sistemas cardiovascular y respiratorio adquieran un buen estado de forma. Para hacer más ejercicio, inscríbase en dos programas, o complemente las clases con otros ejercicios aeróbicos que haga por su cuenta, como por ejemplo pasear o nadar.

- Asegúrese de que hace un ejercicio lo suficientemente intenso como para sudar moderadamente, pero al mismo tiempo no se deje llevar por el entusiasmo de tal forma que el ritmo que siga provoque que se quede sin aliento y se empape en sudor.

## 2. Ciclismo

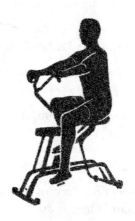

Ventajas particulares:

- Especialmente muy adecuado para personas de edad y con sobrepeso, así como para aquellos con problemas de espalda, rodilla y/o pies.

- Las bicicletas móviles/de exterior pueden utilizarse para desplazamientos.

- Las bicicletas fijas/de interior pueden utilizarse independientemente del clima y al mismo tiempo permiten leer o ver la televisión mientras se hace ejercicio.

Equipo especial necesario:

- Una bicicleta de interior o de exterior. Puede ser de compra o de alquiler.

- Antes de comprar una bicicleta, examine revistas, lea un libro sobre bicicletas y hable con sus amigos. Si aún necesita más información, consulte con un profesional de *fitness*. Luego compare las distintas ofertas.

- Las bicicletas de exterior deberían tener por lo menos tres engranajes.

- Las bicicletas de interior deben tener un control de tensión; todas los demás accesorios son opcionales.

Consejos para principiantes:

- Encuentre un ritmo de pedaleo y un control de tensión apropiado a su estado de forma física con lo que logrará un entrenamiento adecuado sin que le falte el aliento. Si llega a un punto en que le falta la respiración, disminuya el ritmo hasta que recupere el aliento. Luego suba el ritmo hasta aquel punto en que se suda un poco pero sin llegar a quedarse sin aliento.

- Haga que un especialista adapte la bicicleta a su cuerpo ajustando la altura y posición del sillín y del manillar para que la espalda y las piernas estén en una posición cómoda para usted.

- Los ciclistas de aire libre usan cascos porque proporcionan la protección necesaria al impedir que, en caso de accidente, se produzcan lesiones graves en la cabeza.

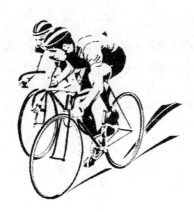

### 3. Natación

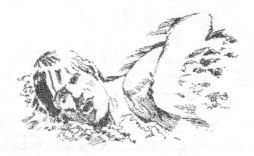

Ventajas especiales:

- Adecuado para todos, en especial para los que tienen problemas de espalda y/o articulaciones que les limitan la posibilidad de disfrutar de otros ejercicios aeróbicos.

- El ejercicio aeróbico perfecto para los que quieren un buen entrenamiento y odian sudar.

- Trabajan todos los músculos del cuerpo.

Equipo especial/Instalaciones necesarias:

- Traje de baño.

- Protección en ojos y oídos, en caso necesario.

- Una piscina. Asegúrese de que la escogida es lo suficientemente grande.

Consejos para principiantes:

- Pregunte cuál es el horario de su piscina para nadar por callejones.

- Emplee el estilo que desee y nade sin parar haciendo la mayor distancia posible durante su tiempo de ejercicio. Si ve que empieza a faltarle la respiración, pase a nadar de costado lentamente. Cuando haya recuperado el aliento, cambie de nuevo al estilo y ritmo más adecuados.

- Si le es difícil acudir a una piscina para hacer ejercicio regularmente, practique los demás ejercicios aeróbicos que hemos descrito para complementar su programa de natación.

Natación y osteoporosis:

- Los estudios realizados han demostrado que nadar *no* contribuye a fortalecer los huesos. Si usted está preocupado por la osteoporosis, haga mucho ejercicio de *soportar peso* como por ejemplo caminar.

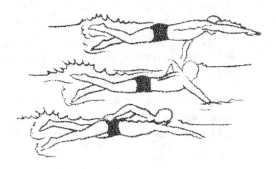

## 4. Pasear

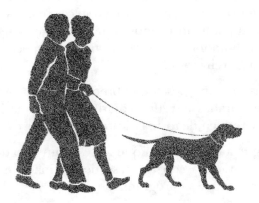

Ventajas especiales:

- Es una buena forma de empezar un programa de ejercicio físico si nunca lo ha hecho, tiene un problema patológico especial, y/o tiene sobrepeso.

- Puede utilizarse para calentar los músculos doloridos si usted se ha «excedido» con uno de los demás ejercicios aeróbicos.

- Puede emplearse para desplazamientos.

- Puede proporcionar los mismos beneficios que el *jogging*, con menos riesgo de lesiones.

- No se necesita experiencia; la empezó a adquirir desde que tenía un año.

Equipo especial necesario:

• Calzado cómodo con suelas acolchadas.

Consejo para principiantes.

• Si está bajo de forma, empiece poco a poco y vaya aumentando primero la distancia y luego el ritmo, pero hágalo con cuidado y de forma progresiva. Si le falta la respiración, es que va demasiado deprisa... ¡vaya más despacio! Cuando haya recuperado el aliento, vaya a un ritmo que le permita hablar con normalidad.

• Durante un período que puede oscilar entre varias semanas y algunos meses, prepárese para llegar a un nivel en el que pueda andar sin parar a marcha rápida de treinta a setenta minutos sin que le falte el aliento.

• No compute como parte del programa de ejercicio los paseos de marcha-parada que hace normalmente en su casa o en la oficina. Los ejercicios marchar-parar no proporcionan beneficios significativos para su corazón y pulmones. Reserve un tiempo especial para los paseos sin paradas a marcha rápida.

• Las personas con sobrepeso descubren que la incorporación de un paseo activo sin paradas a su rutina diaria puede ayudarles a perder peso sin tener que reducir de forma rigurosa su ingesta calórica diaria.

• Cuando llegue a un punto en que necesita un reto de mayor calibre, póngase una mochila con un peso determinado o incorpore unas cuantas cuestas más a su programa de paseo.

• Un apunte sobre el estilo de marcha rápida: balancee los brazos, dé largas zancadas, y contemple el maravilloso mundo que le rodea.

## 5. *Jogging*

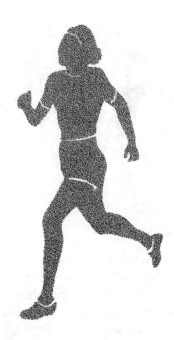

Ventajas específicas:

- El número creciente de recorridos de *jogging* así como de pistas tanto cubiertas como al aire libre contribuyen a que sea un tipo de ejercicio muy asequible y cómodo. El asfalto no es la superficie más adecuada (demasiado dura), como tampoco lo es la hierba (demasiados baches).

- Es divertido y motivador hacer *jogging* con algún compañero si le gusta tener compañía mientras hace ejercicio. No obstante, escoja un compinche que esté aproximadamente a su mismo nivel de forma física. Si él o ella están en mejor forma, usted acabará hecho polvo. Si, por el contrario, su compañero/a está muy por debajo de usted en velocidad o resistencia, entonces usted no llegará al nivel de ejercicio físico que necesita.

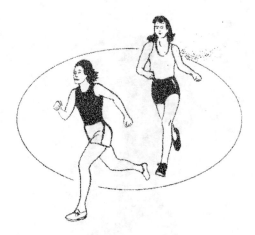

Equipo especial necesario:

- Unas zapatillas para correr de calidad (no simple calzado deportivo) son imprescindibles para proteger sus pies y articulaciones del martilleo que soportan cuando hace *jogging*. Desde la punta del dedo más largo hasta la punta de la zapatilla le deberían sobrar unos dos centímetros. Las zapatillas han de encajar perfectamente sobre sus calcetines deportivos, no deben permitir que el talón resbale, tienen que ser lo suficientemente flexibles (incluso cuando son nuevas) para ser cómodas, y deben disponer de suelas que absorban el impacto.

- Puede encontrar centenares de marcas y variedades de zapatillas para correr. Dé una vuelta por las tiendas hasta que encuentre unas que le encajen perfectamente (las tiendas de deportes suelen tener una selección más amplia y los vendedores tienen más experiencia).

- Vístase con varias capas de ropa cuando hace frío. No se ponga demasiada ropa encima cuando hace calor.

Iniciándose en el *jogging*

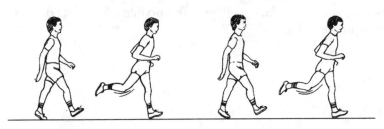

Vaya alternando caminar y *jogging* a marcha lenta

- Si tiene problemas de rodilla y/o de pies, posiblemente sea necesario que consulte con un podólogo u ortopeda para que le dé instrucciones específicas y/o le recomiende una plantilla ortopédica.

Consejos para principiantes:

- Al principio vaya alternando caminar y *jogging* a marcha lenta, pasando de *jogging* a caminar siempre que llegue al punto en que no puede hablar con normalidad. Aumente de forma gradual la proporción de tiempo dedicada a *jogging* hasta que esta proporción llegue al 100%. No espere demasiadas cosas demasiado pronto.

- Si ve que puede hacer más, aumente el período de tiempo dedicado al ejercicio, no a la velocidad (ritmo).

- Los principiantes deberían invertir en un buen libro de *jogging* antes de empezar su programa de ejercicio físico.

- No trate de ir al ritmo de otros que están en mejor forma física que usted. Haga ejercicio a su propio ritmo.

- Dedique tiempo a «calentar» y no se salga de sus límites.

- No se incline hacia adelante mientras hace *jogging*.

- Mantenga sus antebrazos paralelos al suelo, y deje que sus manos y hombres estén relajados.

- Mantenga una zancada corta, no haga salir los pies por delante de las rodillas.

- Caiga de pies sobre sus talones no sobre las palmas de los pies.

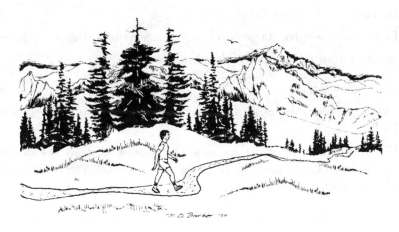

- Respire a través de la boca.

- Cuando le falten unos diez minutos para terminar su ejercicio de *jogging*, disminuya la marcha y finalice caminando a un ritmo que le sea cómodo durante varios minutos más. Esto da tiempo a que su circulación elimine el ácido láctico de los músculos para así evitar que éstos se inflamen y se pongan rígidos.

## Momentos para hacer ejercicio

### Antes de desayunar

Ventajas:

- Limpia su mente y proporciona energía a su organismo para que así pueda comenzar el día con entusiasmo.

- En este estimulante momento del día es difícil tener excusas para no hacer ejercicio.

- De cualquier forma tiene que ducharse.

Posible desventaja:

- Puede ser duro tener que levantarse un poco más pronto.

### Antes de almorzar

Ventajas:

- Descarga las tensiones de la mañana.
- Le estimula a enfrentarse con las exigencias que le depara la tarde.
- Ayuda a dominar el apetito del almuerzo.

Posibles desventajas:

- Tiene que tener un lugar para ducharse... o un montón de agua de colonia.

- El tiempo de descanso para almorzar puede que no sea suficientemente largo como para llevar a cabo una sesión de ejercicio adecuada y además tener tiempo para almorzar.

### Antes de cenar

Ventajas:

- Elimina las tensiones del día
- Le estimula para las actividades de la noche.
- Ayuda a frenar el apetito de la cena.

Posible desventaja:

- Es fácil encontrar una razón para no hacer ejercicio en este momento del día.

### Antes de acostarse

Ventaja:

- Limpia su mente y le ayuda a relajarse.

Posibles desventajas:

- Es fácil decirse: «Es tarde, lo haré mañana».
- Después de terminar de cenar tiene que esperar un rato para empezar el ejercicio.

*Hay un millón de excusas para no hacer ejercicio de forma periódica. He aquí unas cuantas:*

### «No tengo tiempo»

Todo lo que hace falta es un mínimo de treinta minutos de ejercicio aeróbico diario para conservarse en un estado de forma razonablemente bueno. «Robe» diez minutos al tiempo que dedica a ver la televisión, diez minutos al tiempo de sueño, y diez minutos a los momentos tontos en que no hace nada y el problema está solucionado.

### «No tengo la energía suficiente»

La inmensa mayoría de los individuos que hacen ejercicio de forma regular afirman que el ejercicio les hace «sentirse pletóricos de energía» y esta es la razón por la que lo practican. El ejercicio físico, al hacer que la sangre circule y los músculos se muevan, es una forma ideal de superar las frustraciones, aliviar el estrés, y limpiar la mente de los problemas del día.

En esta línea, sirve para darle más energía, proporcionándole una especie de «renovación de fuerzas».

### «Siempre acabo dolorido»

Los músculos acaban doloridos porque se hace demasiado ejercicio, demasiado pronto y no se disminuye el ritmo y se para de forma gradual. Ponga en marcha una rutina concentrándose en aumentar gradualmente el *tiempo* de ejercicio en lugar de la velocidad. Y, antes de detenerse, disminuya el ritmo de la marcha de forma gradual a lo largo de cinco a diez minutos, para que así sus músculos no le duelan ni se pongan rígidos.

### «Demasiado trabajo para llegar a estar en forma»

Una aspecto agradable del ejercicio aeróbico es que usted puede ajustar el ritmo que mejor convenga a sus necesidades. Muy pronto encontrará el ritmo adecuado que le permita alargar de forma progresiva el tiempo dedicado al ejercicio hasta llegar a los treinta minutos sin que le falte la respiración.

### «He tratado de hacer más ejercicio, pero nunca consigo hacerlo regularmente»

¡Esta vez sí podrá! Usted puede permitirse disponer de treinta minutos de ejercicio cada día de la semana. No es gran cosa. (Si necesita algo que le motive, haga ejercicio con un colega, marque el tiempo de ejercicio en su agenda, etc.) La clave es hacer del ejercicio físico una prioridad y convertirlo en un hábito al que no traicionamos.

### «Soy demasiado mayor»

Será más o menos mayor en función de cómo se sienta el ejercicio regular le hará sentirse más joven. Tan sólo tómelo con calma y siga trabajando de *forma gradual* aumentando su resistencia muscular, cardiovascular y respiratoria.

### «Detesto enfrentarme al mal tiempo»

Una piscina cubierta, una bicicleta fija de interior, ir de compras a un centro comercial (para pasear), y una clase de *aerobic* pueden ayudarle a no tener que depender del clima. O si no, consiga un tapiz rodante para caminar *dentro* los días que llueva.

### «Tengo artritis»

Su médico posiblemente le recomendará que nade o monte en bicicleta en una instalación cubierta. Los estudios demuestran que este tipo de ejercicios contribuyen a aliviar el dolor y la rigidez propios de la artritis.

### «Estoy demasiado ocupado, corriendo por todas partes trabajando para los demás»

Media hora de ejercicio todos los días de la semana es un regalo que debe hacerse a sí mismo. Le permitirá sentirse perfectamente bien y exhibir un excelente aspecto, mientras hace más cosas para los demás.

### «¡Hacer ejercicio es aburrido!»

Bien, vea qué puede hacer para hacerlo «divertido». Cambie de vez en cuando la ruta de paseo o de *jogging*. Escuche música. Ponga su bicicleta de interior en un lugar en el que pueda ver las noticias de la noche por la televisión mientras pedalea. Apúntese a una clase de baile aeróbico. Haga ejercicio en compañía de un amigo. Regálese unas nuevas zapatillas de deporte. Desafíese a sí mismo.

### «No sé qué hacer con los niños»

Si es posible, llévelos con usted (¡también necesitan hacer ejercicio!). En el mercado encontrará cochecitos de niños para pasear o hacer *jogging* con niños muy pequeños. También puede adquirir una bicicleta fija de interior o un tapiz rodante. Muchos gimnasios y clubes deportivos ofrecen el servicio de guardería; verifíquelos.

### «A mi familia no le interesa»

Nada que objetar. Esto es algo que hace para su propio beneficio.

### «No estoy muy interesado en mi estado físico; tengo otras prioridades»

Deténgase un momento y reflexione: «Hacer ejercicio me ayudará a disfrutar de una vida mejor y más prolongada». ¡Y esto es verdad! Y esto no es todo.

Los problemas difíciles a menudo «se resuelven por sí solos» mientras hace ejercicio. Esto no es un truco. El ejercicio físico estimula la mente y le ayuda a pensar de forma más clara.

**«No tengo el vestuario, equipo, etcétera, adecuado»**

Cómprelo. Es posible una de las inversiones más rentables de su vida.

**«Estoy demasiado gordo»**

Precisamente por esto usted es una de las personas que debe hacer ejercicio. Empiece con algo fácil, como por ejemplo dar una vuelta a la manzana de su casa. Hágalo durante una semana. Dé dos vueltas a la manzana la semana siguiente, y así sucesivamente. Notará lo bien que se siente y que tiene mucho menos apetito. Siga así, y empezará a sentirse mejor y mejor a medida que pierde progresivamente el exceso de grasa y aumenta la masa muscular.

**«De acuerdo con las tablas de ejercicio tendría que estar haciendo *jogging* toda la vida para eliminar sólo el peso de una rosquilla»**

Las tablas de ejercicio físico sólo cuentan la mitad de la historia. En primer lugar, muchas personas descubren que el ejercicio aeróbico regular les ayuda a refrenar su apetito. Una razón es que el ejercicio ayuda a reducir la tensión y la depresión, causas frecuentes de «picar de aquí y de allá». El ejercicio también envía señales al hígado para que convierta una parte de su glucógeno en glucosa y la libere en la sangre lo que también contribuye a reprimir el apetito.

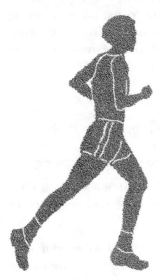

En segundo lugar, los músculos que se ejercitan regularmente consumen más energía, (calorías) incluso cuando se descansa, que los músculos que no se ejercitan. El ejercicio físico «afina» los motores del organismo (músculos) por lo que incluso funcionan cuando se descansa.

Asimismo, las personas en forma, kilo a kilo, queman más calorías que las personas obesas. Esto se debe a que un kilo de un músculo en descanso quema más calorías que un kilo de grasa, que está en gran parte inactiva. Después de hacer ejercicio, esta diferencia es aún más pronunciada, y este aumento adicional dura muchas horas.

Tenga fe. Si tiene mucha grasa que perder y sólo está perdiendo entre un cuarto de kilo y medio kilo por semana, no se desanime. Está en el buen camino. Veintidós kilos al año es mucho. Recuerde que la forma adecuada de perder peso es perder el exceso de grasa de forma gradual al tiempo que se gana en masa muscular (páginas 147-148).

### «Ejercitaré sólo la parte de mi cuerpo en que tenga grasa»

Es cierto que la grasa tiende a concentrarse en zonas concretas del organismo. Normalmente se coloca en las caderas y muslos de las mujeres, y alrededor de la cintura en los hombres.

Los ejercicios limitados a zonas del cuerpo específicas como los de incorporarse o de levantar las piernas fortalecen y afirman estos músculos. Sin embargo, los mismos depósitos de grasa siguen reposando en la parte superior de estos músculos. La grasa en la parte superior de un músculo no pertenece a este músculo; pertenece a todo el organismo. Esta grasa empezará a disolverse sólo cuando la demanda calórica de todo el organismo supere a la ingesta calórica.

Los ejercicios limitados a zonas concretas del cuerpo no exigen una gran cantidad de energía. Los ejercicios aeróbicos que involucran a todo el cuerpo son más adecuados porque utilizan una gran variedad de músculos y necesitan más calorías para cubrir el aumento de necesidades energéticas. Y cuando se utilizan más calorías de las que se ingieren, usted pierde peso. Tan sencillo como esto.

**Nota:** No es un tema que me guste de forma especial, pero es cierto hay una solución drástica que algunas personas prueban: la cirugía plástica para eliminar los depósitos de grasa. Este tipo de intervención se denomina liposucción. El cirujano inserta un dispositivo de succión tubular a través de la piel que utiliza para adelgazar y dar forma a las zonas más abombadas succionando literalmente la grasa. Aun cuando esta intervención es una **forma cara y potencialmente peligrosa de perder grasa en zonas localizadas,** puede estar indicada para determinado tipo de pacientes. Si usted está pensando en someterse a ella, le recomiendo encarecidamente que se informe a fondo sobre todos los aspectos de este tipo de cirugía antes de someterse a este tratamiento tan agresivo.

Hay un procedimiento mejor: la **dieta para una vida mejor** y el **programa de ejercicio físico.**

**«Me han hecho cirugía de *bypass* coronario hace tres semanas, y no tengo claro si es seguro empezar un programa de ejercicio físico»**

Si está recuperando las fuerzas, se siente mejor, y puede subir uno o dos tramos de escaleras sin que le falte el aliento en exceso o tenga o experimente dolor en el pecho, ¡su médico estará encantado! Él o ella probablemente pondrán en marcha para usted un programa de paseo progresivo de acuerdo con las directrices que se han dado en las páginas 161 y 162.

En resumen, su médico controlará sus progresos, y en primer lugar le hará aumentar el recorrido y luego, con prudencia, la velocidad. Él o ella también podrían enviarle a un programa de rehabilitación cardiaca que funcione en las proximidades de su domicilio.

En la actualidad existen muchos buenos programas a los que acogerse.

El ejercicio físico es una parte importante de su plan de tratamiento tanto a corto como a largo plazo. No se impaciente y no vaya demasiado deprisa al principio; y no esté tan ocupado como para no poder hacer ejercicio más adelante.

Recuerde que el tiempo que usted dedica al ejercicio es un regalo precioso que se debe a sí mismo y a sus seres queridos. Asigne una prioridad elevada a su programa de ejercicio físico, porque es muy importante para usted disfrutar de una vida prolongada y con aspecto juvenil de ahora en adelante.

## ESTRÉS: ASESINO EN POTENCIA

El estrés es la suma de todas las respuestas emocionales, mentales y físicas a los amenazadores conflictos internos y externos que nos ponen a prueba cada día. Aunque un cierto grado de estrés nos ayuda a estar despabilados y a reaccionar activamente, un grado de estrés demasiado alto es destructivo. Este estado turbulento hace que nos volvamos tensos, irritables, inquietos y sobresaltados. El estrés provoca que las glándulas suprarrenales produzcan y liberen un flujo de adrenalina que dispara el pulso, constriñe las pequeñas arterias, eleva mucho nuestra presión arterial, hace trabajar más intensamente al corazón, y las plaquetas se vuelven más adhesivas. Estos cambios pueden ocasionar un ataque cardiaco. Para quedarse fuera de esta zona de riesgo es posible que sea necesario adquirir un mejor conocimiento de nosotros mismos, cambiar nuestras actitudes y objetivos, y conseguir un mejor control de nuestras respuestas a las situaciones aparentemente adversas que se presentan, nos rodean y nos hacen frente. Pero, ¿cómo hacerlo?

La dificultad en conservar un equilibrio apropiado entre nuestro pasado, presente y futuro en esta época increíble de descubrimientos, cambios, y desorden, puede convertirse en una fuente de tensión insoportable para cualquiera de nosotros.

Necesitamos que haya equilibrio en nuestras vidas porque de otra forma es posible que vivamos demasiado en el futuro o demasiado en el pasado. Aunque debemos aprender del pasado para preparar el futuro y estar en buena disposición para lo que está por llegar, nuestro eje central debería ser el siempre presente ahora, porque ésta es la realidad de la vida.

La mejor defensa para no desarrollar un excesivo grado de estrés en respuesta a los muchos desafíos a los que nos enfrentamos en nuestra vida es conservar un estado mental relajado haciendo el trabajo de Dios aquí y ahora lo mejor que podamos, dejando el resto para Él. Esto puede hacerse más eficazmente ayudando a aquellos que nos necesitan con auténtico espíritu de amor. Cuando hacemos esto, Dios nos premia con una vida gozosa sin ansiedad, temor y preocupaciones.

Ser bondadoso, atento y generoso con los demás es el procedimiento más seguro para que cualquiera de nosotros encuentre la paz y la felicidad. Puesto que todos anhelamos este estado mental, ¿por qué no ir a por él siguiendo este plan de «éxito seguro»?

Este plan para lograr la paz de la mente, la serenidad del alma y el gozo del espíritu podría ser más eficaz que los miles de millones de dólares gastados anualmente en tranquilizantes y sedantes para combatir el temor, la soledad y la depresión. Y no solamente las personas serían más felices, sino que nuestros hogares, ciudades, naciones y el mundo entero también serían mejores lugares para vivir.

El tiempo pasa con una rapidez extraordinaria, y nuestra vida aquí terminará prácticamente antes de que seamos conscientes de ello. Esta es una realidad que todos nosotros encontramos difícil de aceptar. No obstante podemos encontrar mucha felicidad en nuestra vida terrenal y apaciguar la ansiedad en nuestras vidas si nos ponemos a disposición de aquellos que nos necesitan con amor y alegría en nuestros corazones mientras viajamos en nuestro camino hacia la eternidad.

# 4

# Un plan sencillo
# para una vida joven y prolongada

## CONSIDERACIONES GENERALES

El ataque cardiaco y el accidente vascular cerebral son los asesinos más destacados en el mundo industrial. Sin embargo y, por otra parte, la tasa de mortalidad debida a las enfermedades cardiovasculares ha descendido alrededor de un 20% en los últimos años, aunque la incidencia de la obesidad y la diabetes del adulto ha aumentado. Aún queda mucho por hacer.

El endurecimiento de las arterias (arteriosclerosis) empieza a una edad muy temprana. *Las autopsias llevadas a cabo a los adolescentes víctimas de accidentes muestran que la mayoría ya tenía placas de grasa en las arterias coronarias.* Estos resultados indican que debemos empezar desde la infancia a impedir que la enfermedad cardiaca progrese. Esto puede lograrse enseñando a los niños de hoy las reglas de una vida sana de tres formas relacionadas entre sí:

1. Buenos ejemplos y enseñanzas a cargo los padres en el hogar. ¡Esto es vital!

2. Orientación positiva a cargo de pediatras y médicos de familia.

3. Formación adecuada a cargo de los profesores en la escuela.

«Un gramo de *prevención* a edades tempranas vale un kilo de *salud* en los últimos años.» Sin embargo, los esfuerzos de prevención deben ser *sencillos* y *eficaces* si se quiere que sean adoptados por la mayoría de la gente.

Nuestras directrices han superado esta prueba. Son las siguientes: No fume. Siga la **dieta para una vida mejor**. Haga ejercicio aeróbico diariamente. Consiga y conserve un peso saludable. Controle el estrés.

Estas directrices le ayudarán a evitar el progreso del endurecimiento de las arterias, los coágulos, los ataques cardiacos, los accidentes vasculares cerebrales, la disminución de la capacidad de esfuerzo, la amputación de miembros, la presión arterial elevada, los aneurismas, las hemorragias, muchos tipos de cáncer (especialmente de pulmón), el enfisema, la diabetes del adulto, la ceguera y la insuficiencia renal.

Asimismo, estas directrices son vitales si se ha sometido a una intervención quirúrgica por sufrir una patología cardiaca o arterial. La razón es que la cirugía es simplemente una solución *mecánica* a un problema estructural. También es necesario que impida el avance de más arteriosclerosis (páginas 249-250).

Si se les da el tiempo suficiente, todas las arterias acaban por agotarse. Antiguamente tantas personas morían a causa de las infecciones (como la viruela, neumonía, gripe, fiebre tifoidea, difteria, tuberculosis, infección por estafilococos y estreptococos, meningitis y apendicitis) que pocas vivían el tiempo suficiente para desarrollar una patología cardiaca o arterial. De hecho, la mayoría de gente moría antes de cumplir los cincuenta años.

Ahora que vivimos más años (el promedio de esperanza de vida es de alrededor de setenta y dos años para los hombres y de setenta y ocho para las mujeres), casi la *mitad* de nosotros moriremos debido al endurecimiento de las arterias y la formación de coágulos a menos que emprendamos una serie de acciones para impedir que esto nos suceda en el futuro.

## CINCO REGLAS FUNDAMENTALES

Para aumentar las probabilidades de llegar a una edad avanzada con nuestras facultades mentales y nuestra capacidad física en plena forma, es necesario seguir un plan efectivo que mantenga a nuestras arterias en buen estado. Nuestro plan puede expresarse a través de las cinco reglas fundamentales para una vida sana:

Fumar...   Dieta...   Ejercicio...   Peso...   Estrés.

Un objetivo primordial es impedir el progreso de la arteriosclerosis que provoca la formación de coágulos que obstruyen el canal circulatorio de las arterias vitales. El programa funciona en dos direcciones. Primero, disminuye los niveles en sangre del colesterol LDL, de los triglicéridos, y de la homocisteína, en tanto que eleva los del colesterol HDL. Segundo, disminuye la capacidad de coagulación de la sangre reduciendo el nivel de fibrinógeno y evitando que las plaquetas se vuelvan demasiado adhesivas. Con ello se mantiene la circulación sanguínea vital a través de todo nuestro organismo. Las cinco reglas fundamentales son:

| | |
|---|---|
| Fumar | • **No fume** ni se junte con aquellos que están fumando. Esto ayuda a impedir que se produzcan ataques de corazón, accidentes vasculares cerebrales, amputaciones de miembros, cáncer y enfisema. |
| Dieta | • **Aliméntese** a base de una dieta deliciosa compuesta por hidratos de carbono ricos en fibra, grasas protectoras, y proteínas saludables. Restrinja drásticamente su ingesta de azúcar refinado, grasas saturadas, y grasas hidrogenadas grasas. Esto ayudará a impedir que se produzcan ataques al corazón, accidentes vasculares cerebrales, amputaciones de miembros, hipertensión, cáncer, diabetes del adulto, ceguera, e insuficiencia renal. |
| | • La **dieta para una vida mejor** (páginas 135-150) refleja la sabiduría popular de que si un alimento crece en la tierra o en los árboles, nada o tiene plumas, es saludable, con algunas excepciones. |
| Ejercicio | • **Haga** por lo menos treinta minutos diarios de **ejercicio** físico aeróbico (páginas 151-172). |
| Peso | • **Consiga y conserve** su peso ideal. El peso ideal es aquel en el que usted se siente más a gusto y en el que exhibe su mejor aspecto. |
| Estrés | • **Esfuércese** por conseguir la **paz interior** que le permita aceptar de buen grado los problemas que surjan, como parte de un desafío que nos presenta la marcha normal de la vida. La mejor forma de lograr este estado mental, libre del estrés perjudicial, es ayudando voluntariamente a aquellos que le necesitan con un espíritu de amor incondicional. |

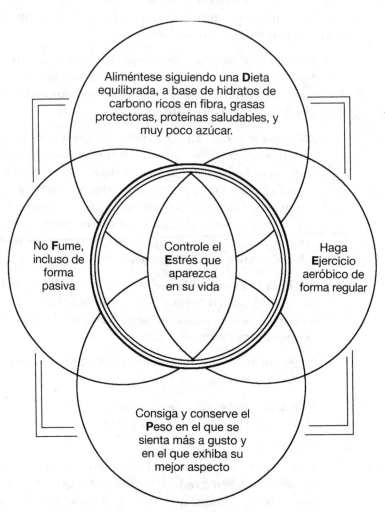

Reglas para vivir con un corazón sano

**F... D-E-P... S**

Aliméntese siguiendo una **D**ieta equilibrada, a base de hidratos de carbono ricos en fibra, grasas protectoras, proteínas saludables, y muy poco azúcar.

No **F**ume, incluso de forma pasiva

Controle el **E**strés que aparezca en su vida

Haga **E**jercicio aeróbico de forma regular

Consiga y conserve el **P**eso en el que se sienta más a gusto y en el que exhiba su mejor aspecto

**Figura 58.** Las cinco reglas combinadas para vivir con un corazón sano son vitales para una buena salud y una vida prolongada (para el tema de dieta, vea la página 140, y la figura 56, página 143).

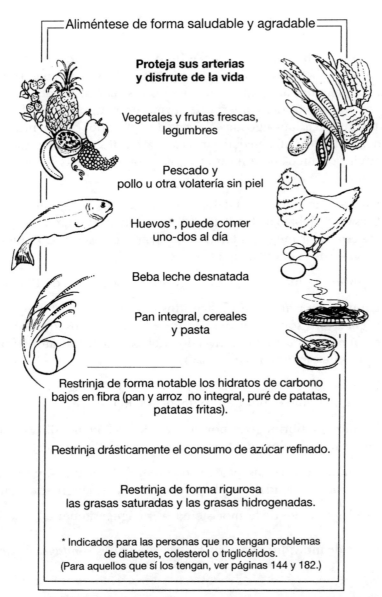

Aliméntese de forma saludable y agradable

**Proteja sus arterias
y disfrute de la vida**

Vegetales y frutas frescas,
legumbres

Pescado y
pollo u otra volatería sin piel

Huevos*, puede comer
uno-dos al día

Beba leche desnatada

Pan integral, cereales
y pasta

Restrinja de forma notable los hidratos de carbono
bajos en fibra (pan y arroz  no integral, puré de patatas,
patatas fritas).

Restrinja drásticamente el consumo de azúcar refinado.

Restrinja de forma rigurosa
las grasas saturadas y las grasas hidrogenadas.

* Indicado para las personas que no tengan problemas
de diabetes, colesterol o triglicéridos.
(Para aquellos que sí los tengan, ver páginas 144 y 182.)

**Figura 59.** La *dieta para una vida mejor.* Comidas deliciosas y saludables.

~ 179 ~

# TRES ESTRATEGIAS ADICIONALES

Si la gente siguiera las cinco reglas fundamentales para una vida sana, la incidencia de obesidad, diabetes, ceguera, insuficiencia renal, cáncer, hipertensión, ataques al corazón, accidentes vasculares cerebrales, y amputación de miembros descendería de forma dramática. Sin embargo, hay personas que necesitan algo más. Se trata de individuos con un historial personal o familiar de enfermedad cardiaca o arterial siendo relativamente jóvenes (treinta y cinco-cuarenta años) o bien con uno o más de los siguientes niveles en sangre:

1. Un nivel de colesterol HDL por debajo de los 30 mg/dl en los hombres y por debajo de los 40 mg/dl en las mujeres. Cuanto más elevado sea este valor mejor: el HDL transporta al colesterol LDL fuera de la sangre y de la pared arterial.

2 Un nivel de glucosa en sangre en ayunas por encima de 120mg/dl.

3. Un nivel en ayunas de triglicéridos por encima de 200 mg/dl. (Los triglicéridos son grasas derivados de los alimentos grasos presentes en nuestra dieta y de la conversión del exceso de hidratos de carbono y proteínas en grasas saturadas.)

4. Un nivel de colesterol LDL superior a los 150 mg/dl. El valor *ideal* para este lípido es por debajo de los 100 mg/dl.

5. Un nivel de fibrinógeno por encima de los 350 mg/dl (El fibrinógeno forma coágulos: un valor de 200-250 mg/dl es el ideal.)

6. Una puntuación de agregación plaquetaria en ayunas superior a treinta. (La adhesividad de las plaquetas hace que la sangre se coagule.)

7. Niveles elevados de homocisteína (ver página siguiente).

Este tipo de individuos necesita las tres siguientes *estrategias adicionales*:

## 1. Tomar vitaminas antioxidantes y reductoras de la homocisteína

«*Radicales libres*» es una expresión popular para describir casi todo lo que funciona mal en nuestro organismo, desde el cáncer a las enfermedades del corazón, y desde la artritis a las cataratas. Este término se refiere a los átomos de oxígeno que han perdido electrones. Estos átomos con déficit de electrones (oxidados) dañan seriamente a los átomos cercanos robándoles sus electrones.

La teoría vigente en la actualidad indica que solamente el colesterol lipoproteína de baja densidad (LDL) oxidado daña la pared arterial. Si se demuestra que es cierta, el nivel en sangre de LDL oxidado será una información importante para ayudar a predecir el riesgo individual de sufrir un ataque cardíaco.

Las sustancias químicas que impiden a los radicales libres hacer daños se denominan «antioxidantes». De los alimentos que poseen este tipo de propiedades (frutas, vegetales, legumbres, nueces y semillas), los arándanos son los que las tienen al máximo nivel. Además de disfrutar de una dieta sana y nutritiva protéjase frente a estos «radicales» tomando 50 mg de vitamina B6, 500 mg de vitamina C, y 400 unidades de vitamina E cada día. Adicionalmente, aconsejamos que las personas con múltiples factores de riesgo tomen también 30 mg de co-enzima Q-10 diariamente. Todos los productos que contienen estas sustancias le costarán muy poco dinero.

También aconsejamos que se tome un polivitamínico que tenga 0,4 mg de ácido fólico y 10 mcg de vitamina B12. Estas vitaminas junto con la vitamina B6 hacen que disminuya el nivel en sangre de la *homocisteína* un aminoácido, que a concentraciones elevadas (por encima de 12 micromols/l) lesiona las células endoteliales y predispone a la pared arterial interna a que desarrolle arteriosclerosis. El fumar, la inactividad, y otros factores que provocan arteriosclerosis también hacen aumentar el nivel de homocisteína.

## 2. Disminuir la adhesividad de las plaquetas si son demasiado viscosas

El grado de adhesividad que las plaquetas pueden desarrollar depende de cada individuo. Las plaquetas que se vuelven *muy viscosas* pueden ocasionar la formación de coágulos fatales. Este tipo de plaquetas se puede *adherir, activar* y *agregar* sobre la superficie de circulación enferma de las arterias arterioscleróticas, en especial cuando las placas blandas se quiebran y arrojan su contenido de lípido mortal en la sangre. Estos agregados plaquetarios pueden provocar la formación de coágulos, los cuales a su vez pueden obstruir el canal circulatorio y detener la circulación de la sangre a zonas vitales. La ausencia de riego sanguíneo provocará ataques al corazón, accidentes vasculares cerebrales, presión arterial elevada, ceguera, insuficiencia renal, disminución de la capacidad de esfuerzo, y gangrena de la parte inferior de las piernas y los pies.

La vida depende de una serie interminable de frenos y equilibrios de los cuales la adhesividad de las plaquetas no es sino un ejemplo. Si las plaquetas no se pudieran adherir unas a otras, *sangraríamos hasta morir*. Pero, si fueran demasiado viscosas, *coagularíamos hasta morir*. Nuestro objetivo es conseguir el equilibrio adecuado.

Millones de personas toman una aspirina cada día para disminuir la adhesividad de sus plaquetas, aun cuando no sepan si es algo necesario o eficaz para ellos. Los estudios realizados en el The Hope Heart Institute de Seattle, han mostrado que alrededor del 25% de las personas no necesita tomar aspirina porque sus plaquetas no son viscosas. El 75% restante sí tiene plaquetas viscosas. Aproximadamente las dos terceras partes tienen plaquetas que responden adecuadamente a la aspirina y una tercera parte no.

El único modo de descubrir quién necesita tratamiento para controlar una agregación plaquetaria excesiva y con qué medicación, es mediante los *tests apropiados*. El personal del Instituto está llevando a cabo estudios para validar los tests que han desarrollado.

## 3. Escoger un buen médico y seguir sus indicaciones

Si su médico descubre que usted tiene un problema de «genes» (nivel muy alto de colesterol LDL en sangre junto a un historial personal o familiar de enfermedad cardiaca a una edad relativamente joven de treinta y cinco a cuarenta años), es posible que le aconseje que siga la dieta Pritikin o la Ornish. Estas dietas limitan las calorías procedentes de todo tipo de grasas a no más del 10% del total (ver página 138).

Si usted retiene líquido, su médico le pedirá que restrinja su ingesta de sal. Es posible que ello también sea necesario si su presión arterial es elevada. Es fácil que tomemos demasiada sal por cuanto el 90% de la que ingerimos ya está presente en los alimentos. La comida envasada, enlatada y la comida rápida contiene, con diferencia, una gran parte de sal. Lea las etiquetas.

Es posible que su médico descubra que usted necesita medicarse para disminuir la presión sanguínea y los niveles en sangre de colesterol LDL, triglicéridos, glucosa, y homocisteína así como para aumentar los niveles de colesterol HDL, y ácido alfa linoleico omega-3. Las fuentes más importantes de este ácido graso esencial se encuentran en los aceites de linaza y de pescado.

Es posible que necesite *magnesio*, ya que la mayoría de la gente tiene un déficit de este mineral esencial que estabiliza y fortalece el latido cardiaco y disminuye la presión arterial elevada.

Si usted es una mujer que ha tenido la menopausia, es posible que su médico le aconseje tomar estrógenos para disminuir el riesgo de que desarrolle una enfermedad coronaria, osteoporosis y posiblemente la enfermedad de Alzheimer.

Aunque la medicación *no es* un sustituto de las cinco reglas fundamentales y de las tres estrategias adicionales para vivir con un corazón sano, pueden ser un elemento muy importante a tener en cuenta.

# 5

## Intervenciones quirúrgicas

### DOS TIPOS DE INTERVENCIÓN

La necesidad de recurrir a la cirugía para el tratamiento de las complicaciones de la arteriosclerosis es un reconocimiento de que la prevención ha fracasado ya sea porque no se ha seguido programa alguno, porque el programa seguido era inadecuado, o porque el programa se inició demasiado tarde. Cualquiera que sea la razón, es una solución de reserva vital para estos pacientes. *No obstante para que los resultados sean óptimos, hace falta que se combine y se continúe de por vida la mejor cirugía con la mejor atención médica.*

Aunque la cirugía puede literalmente hacer maravillas, no debemos olvidar que todos los que están en situación de riesgo de desarrollar arteriosclerosis y la consiguiente formación de coágulos deben seguir las medidas de prevención descritas en los capítulos 3 y 4. En «todos los que están en situación de riesgo» están incluidos la mayoría de los que forman parte de nuestra sociedad opulenta. Si se siguieran las cinco reglas fundamentales para vivir con un corazón sano, bastantes menos individuos necesitarían la ayuda de la cirugía.

Hay dos tipos muy distintos de intervenciones que es posible utilizar para tratar las anormalidades que se producen en las arterias como consecuencia de la arteriosclerosis y la formación de coágulos. Las del primer tipo se clasifican como «**abiertas**» y las del segundo «**cerradas**».

El tipo abierto, denominado *cirugía vascular* pone al descubierto las arterias desde el exterior. En su mayor parte, este tipo de cirugía comprende las intervenciones de endaterectomía (ver figura 60, página 187), los injertos *bypass* (ver figura 61, página 187), y los injertos de reposición (ver figura 62, página 188).

El tipo cerrado, llamado *cirugía endovascular,* se lleva a cabo desde dentro de la arteria por medio de dispositivos que se llevan a las zonas lesionadas a través de unos largos tubos huecos de pequeño calibre llamados catéteres los cuales se insertan en el sistema arterial a través de la piel con el pinchazo de una aguja. Este nuevo tipo de cirugía está evolucionando rápidamente (ver figuras 63-64-65, páginas 190, 192, 193).

## Cirugía vascular

Las intervenciones quirúrgicas vasculares que son de uso general en la actualidad han demostrado con el tiempo que son fiables y seguras. Las operaciones de este tipo se llevan a cabo en quirófanos perfectamente iluminados, por cirujanos que hacen unas incisiones a través de la piel y los tejidos subyacentes para poner la arteria al descubierto. Las intervenciones por obstrucciones llevan consigo, por lo general, la apertura de la arteria y la eliminación del material que está obstruyendo el vaso, una intervención denominada *endarterectomí*a, o bien estableciendo un nuevo camino para que la sangre circule alrededor de la localización de la obstrucción, un procedimiento que se denomina *colocación de un injerto bypass.* La intervención para los aneurismas acarrea la sustitución del débil tejido de la pared por otro sintético y firme, un procedimiento denominado *injerto de reposición.*

## Injertos *bypass* para obstrucciones

Esta intervención se lleva a cabo suturando un extremo del injerto a una abertura en la pared de la arteria por encima del lugar de obstrucción y el otro extremo a una abertura en la pared de la arteria por debajo de la obstrucción. La sangre circula desde la arteria por encima de la obstrucción a través del injerto hasta la arteria por debajo de la obstrucción y desde allí a los tejidos para satisfacer sus necesidades de suministro.

## Injertos de reposición para aneurismas

El cirujano sujeta la arteria, por lo general la aorta, por encima y por debajo del aneurisma, abre su pared anterior, elimina el coágulo y residuos (dejando la pared exterior del aneurisma intacta), y a continuación cose un injerto plástico en el interior de la aorta (arteria) por encima y por debajo de la zona dilatada para establecer un canal interno de circulación seguro con paredes que no se quiebren. Luego el cirujano recorta la bolsa del aneurisma y cose entre sí los bordes que quedan para rodear ajustadamente el injerto artificial con una capa de tejido vivo.

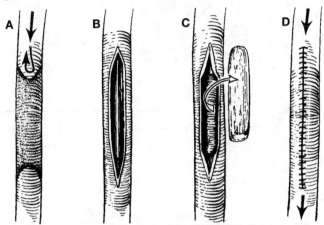

**Figura 60.** El aumento de la circulación de sangre arterial a los tejidos conseguido por medio de una endarterectomía lleva consigo cortar hasta el interior de la arteria, eliminar el material que está obstruyendo el cauce circulatorio, y suturar la pared.

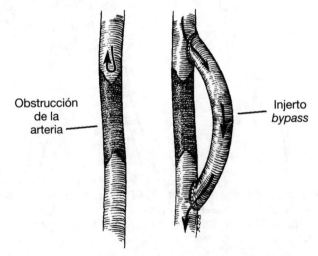

**Figura 61.** El aumento de la circulación de sangre arterial a los tejidos logrado por medio de un injerto *bypass* implica la sutura de un extremo del injerto a una abertura que se ha hecho en la arteria por encima de la localización obstruida y el otro extremo a una abertura que se ha hecho por debajo de la zona obstruida.

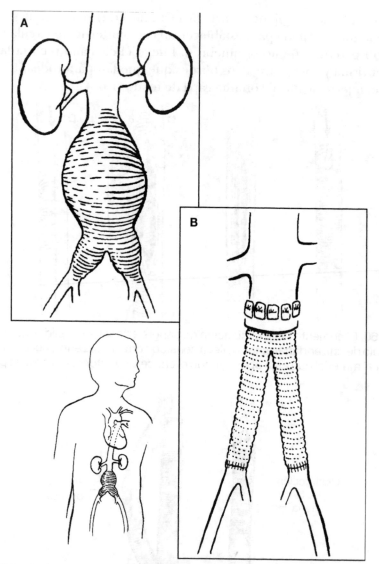

**Figura 62.** Reparación de un aneurisma de la aorta abdominal y de las arterias ilíacas comunes con un injerto de Dacron bifurcado para transportar sangre arterial a la pelvis y las piernas. La envoltura de este injerto de reposición por la capa exterior del aneurisma no se muestra en la figura.

# Cirugía endovascular

Las intervenciones quirúrgicas endovasculares son operaciones que se llevan a cabo desde dentro del conducto circulatorio por medio de catéteres que se hacen pasar por unas guías, dentro del canal circulatorio arterial, en un punto por lo general distante de las localizaciones de obstrucción que han de tratarse. Estos catéteres se hacen avanzar hacia las áreas obstruidas bajo la visualización permanente por rayos X proporcionada por las pantallas de los monitores.

Algunos catéteres incorporan *balones inflables, instrumentos de corte o perforación* en sus extremos para eliminar las obstrucciones. Estas intervenciones se llevan a cabo en la semioscuridad de quirófanos de la era espacial por cardiólogos, radiólogos intervencionistas, o cirujanos vasculares que visualizan lo que sucede en lo más profundo del organismo a través de las pantallas de los monitores.

El operador inicia estas intervenciones en el interior de la arteria pinchando la piel, por lo general a la altura de la ingle, con una aguja que se hace avanzar a través de la pared anterior de la arteria para entrar en el conducto circulatorio. Luego el operador hace pasar una guía a través de la aguja dentro del conducto arterial y la hace avanzar hacia arriba o hacia abajo en función de la dirección hacia la que se insertó la aguja.

A continuación el operador retira la aguja, deja la guía en su lugar, e inserta un catéter relativamente grande pero corto, llamado *funda,* por la guía y lo hace avanzar por el interior de la arteria. La funda tiene un *diafragma* a su entrada a través del cual guías y catéteres pueden introducirse, retirarse, y reemplazarse sin pérdida de sangre. La funda es como una rampa de apertura y cierre que va a hacia una superautopista.

Cuando la persona que opera ha colocado adecuadamente el catéter, retira la guía y hace avanzar el catéter a la localización deseada, como por ejemplo el interior de las arterias coronarias. A continuación el operador realiza arteriogramas inyectando contraste y tomando imágenes a gran velocidad para disponer de imágenes en movimiento –«una película de rayos X»– de la circulación de este líquido a través de los vasos sanguíneos.

En el caso de una arteria coronaria, si se descubre una zona con un estrechamiento importante, el cardiólogo hace pasar una guía muy delgada con una punta fina y flexible a través del catéter. La punta de esta guía es tan flexible que si se aprieta contra la pared, se doblará sobre sí misma sin producir ningún daño.

Tránsito de los catéteres por las arterias

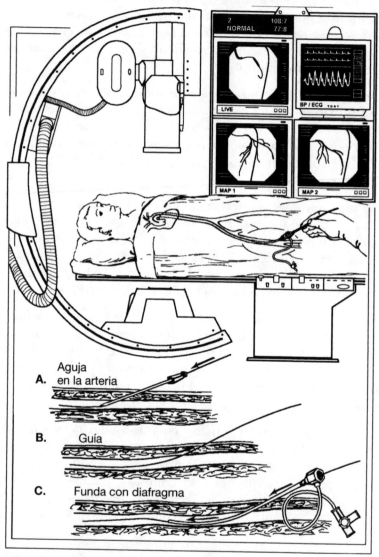

**Figura 63.** La colocación de la funda en la arteria principal en la ingle proporciona rápidamente acceso al sistema arterial y permite que guías y catéteres se inserten, retiren y reinserten con facilidad sin pérdida de sangre.

El cardiólogo hace pasar esta guía de pequeño calibre a través de la zona de estrechamiento y a continuación hace avanzar por ella un catéter con un balón en la punta para centrar el balón desinflado sobre esta zona.

Después de comprobar y asegurarse de que todo está preparado, el cardiólogo infla el balón a presiones elevadas, el cual aprieta la pared y aumenta el lumen en la localización estrechada, una intervención conocida *Angioplastia Coronaria Transluminal Percutánea* (ver ACTP, página 192).

Si el resultado conseguido con el balón no es el deseado, es posible que el operador repita la intervención o haga avanzar un catéter con un dispositivo de corte o perforación en la punta y rasure o muela la obstrucción.

Estas intervenciones quirúrgicas con balón o de otro tipo pueden rasgar la pared interna y hacer que se desprenda parcialmente una parte de la misma. Si el fragmento está de cara a la corriente, la fuerza del flujo lo llevará dentro del conducto y acabará obstruyendo la trayectoria de la sangre. Para corregir este problema, se ha desarrollado un ingenioso dispositivo de malla dilatable, denominado *stent endovascular* (ver página 193).

Para desplegar un *stent*, el operador hace pasar un catéter con balón en la punta que incorpora un *stent contraído* colocado por encima del balón *desinflado*. El operador hace avanzar este catéter por la guía que se había dejado en su lugar después de la dilatación inicial.

En el caso de una arteria coronaria, el cardiólogo coloca el balón/*stent* a lo largo de la zona de obstrucción e infla el balón que dilata el *stent*. La malla dilatada hace presión sobre las capas separadas de la pared de la arteria coronaria y *restablece* el calibre aumentado del conducto circulatorio. A continuación el cardiólogo desinfla el balón y lo retira, dejando el *stent* dilatado en el mismo lugar, el cual *mantiene* la abertura del conducto. La utilización de estos *stents* ha ampliado el uso eficaz de la angioplastia con balón en las arterias coronarias y en otras localizaciones del sistema arterial, para el tratamiento de las obstrucciones debidas a la arteriosclerosis y la formación de coágulos.

Las técnicas endovasculares están siendo desarrolladas para la colocación de injertos en el interior de los aneurismas para evitar o cruzar las áreas dilatadas. Muchos aneurismas pueden tratarse de forma segura en la actualidad por medio de estas técnicas. Hoy ya se pueden anticipar nuevos desarrollos en este campo de vanguardia que harán aumentar el uso de injertos endovasculares para un número incluso más elevado de pacientes que sufren aneurismas.

Los cirujanos vasculares y endovasculares pueden tratar apropiadamente hoy en día, con relativa seguridad y aportando un gran beneficio, a un número determinado de pacientes afectados por enfermedades de las arterias provocadas por la arteriosclerosis y los coágulos. A pesar de estos notables avances, **seguimos haciendo énfasis** en *la disminución de la necesidad de intervenciones quirúrgicas de cualquier tipo.* La mayoría de pacientes podrá lograrlo

### Angioplastia con balón

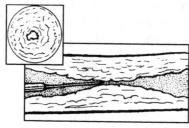 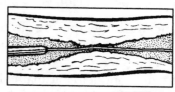

**A.** Guía avanzando en el conducto circulatorio estrechado.

**B.** Guía pasando a través del área constreñida.

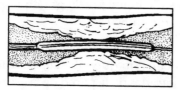 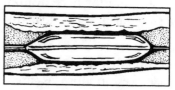

**C.** Catéter con balón avanzando por la guía hasta la localización de la estenosis.

**D.** Balón inflado haciendo presión sobre la placa en la pared arterial.

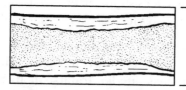 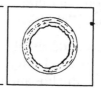

**E.** Balón retirado, conducto circulatorio aumentado.

Arteria abierta.

**Figura 64.** La angioplastia con balón es una intervención endovascular que aumenta el conducto circulatorio estrechado de una arteria arteriosclerótica inflando un balón para dilatar la localización obstruida.

a través de un programa de vida con el corazón sano, iniciado a edades muy tempranas y seguido a continuación. Un programa como este sería de gran importancia para impedir que la arteriosclerosis y sus complicaciones obstructivas y de formación de aneurismas progresen a medida que envejecemos.

### Aplicación del stent

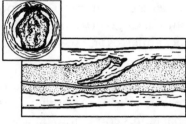
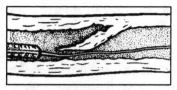

**A.** Parte desprendida de la pared arterial que obstruye el canal circulatorio.

**B.** Balón desinflado con el stent contraído avanzando por la guía.

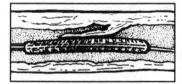
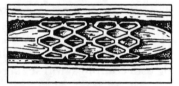

**C.** Catéter con balón y el stent trasladado a la zona de actuación.

**D.** Balón inflado, stent dilatado, pared restaurada.

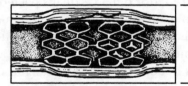

**E.** El balón desinflado se ha retirado dejando al stent en su lugar.

Arteria abierta.

**Figura 65.** Angioplastia con balón complicada por la obstrucción del conducto circulatorio debida a un desprendimiento parcial de una parte de la pared. Esta complicación se corrige por medio de la dilatación de un stent de malla que hace presión sobre las capas separadas de la pared arterial y restablece un conducto circulatorio con el calibre aumentado.

# CIRUGÍA PARA AUMENTAR EL RIEGO SANGUÍNEO

El año pasado se llevaron a cabo cerca de 900.000 intervenciones quirúrgicas con el objetivo de aumentar el riego sanguíneo al músculo cardiaco, con un coste cercano a los 20.000 millones de dólares. Aproximadamente la mitad de estas intervenciones eran cerradas (endovasculares) y llevadas a cabo por cardiólogos que emplearon catéteres con balones u otro tipo de dispositivos, mientras que la otra mitad estuvo a cargo de cirujanos que utilizaron técnicas a corazón abierto para colocar injertos *bypass*.

Por regla general, la *cirugía endovascular* se emplea preferentemente en pacientes con una patología grave pero localizada a uno o dos vasos coronarios, en tanto que la *cirugía vascular* es más adecuada para implantar tantos injertos *bypass* como necesiten los pacientes con patología grave de todas sus arterias coronarias principales.

La principal ventaja de las intervenciones con balón es que sólo precisan el pinchazo de una aguja y los pacientes se recuperan mucho más rápidamente que en las operaciones a corazón abierto. No obstante, hay dos desventajas, *obstrucción aguda* y *estrechamiento repetido del cauce circulatorio*.

Anteriormente a la utilización de *stents,* la obstrucción aguda se producía en el 3-4% de los pacientes. Actualmente, con el empleo de *stents,* la frecuencia de esta complicación se ha reducido hasta cerca del 1%. Sin embargo, cuando se produce, los pacientes tienen que ser llevados rápidamente al quirófano para que les implanten urgentemente injertos *bypass*.

Antes de que se emplearan los *stents,* los estrechamientos extremos del canal circulatorio volvían a repetirse al cabo de tres a seis meses en la zona de dilatación del balón en alrededor del 33% de los pacientes que se había sometido a esta intervención. Con el uso de los *stents* esta complicación se redujo hasta cerca del 15%. La mayoría de los pacientes que desarrollan estenosis repetidas (estrechamientos) deberán someterse a intervenciones adicionales; a algunos se les deberá repetir la dilatación con balón; otros además de la dilatación precisarán que se les coloquen más *stents;* y a otros se les implantarán injertos *bypass*.

Los cirujanos emplean preferentemente segmentos de las venas superficiales más largas de la pierna para sobrepasar las arterias coronarias obstruidas. Sin embargo, alrededor del 50% de estos grandes injertos safenos desarrollan una arteriosclerosis severa al cabo de siete a diez años y se cierran.

Angioplastia con balón para la obstrucción coronaria derecha

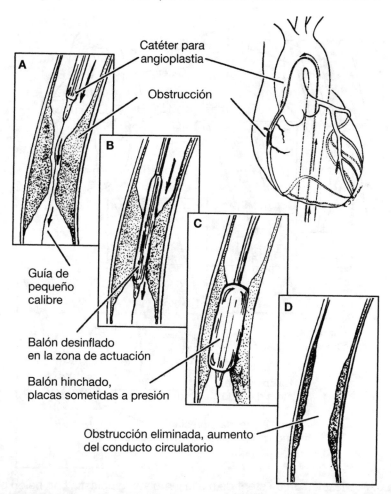

**Figura 66.** Angioplastia con balón para la estenosis (estrechamiento) severa de la parte derecha superior de la arteria coronaria. Este es el procedimiento de elección para la mayoría de obstrucciones individuales de las arterias coronarias y para muchas de las dobles.

La arteriosclerosis raramente se desarrolla en las delicadas arterias mamarias internas que reposan una a cada lado del esternón dentro de la parte anterior del tórax. Estos vasos han dado unos resultados extraordinariamente buenos cuando se han empleado como injertos para sobrepasar las arterias coronarias obstruidas. Al cabo de diez años, el 95% se ha abierto y las paredes estaban normales.

Angioplastia con balón con aplicación de stent

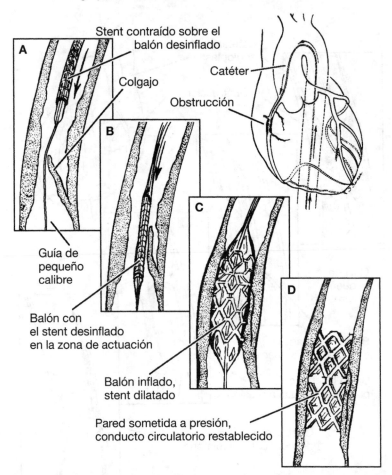

**Figura 67.** Utilización de un stent de malla junto a angioplastia con balón para la estenosis severa de la parte derecha superior de la arteria coronaria. Cuando la angioplastia con balón hace despegar parcialmente un segmento de la pared, el fragmento colgante obstruirá el cauce circulatorio si está de cara a la corriente. Cuando esto sucede, la utilización del stent obliga a que las capas de la pared se reagrupen de nuevo y restablece un cauce más amplio convirtiendo en un éxito el fracaso inicial del balón.

*Bypass* coronario individual utilizando
un injerto de arteria mamaria interna
del interior del tórax

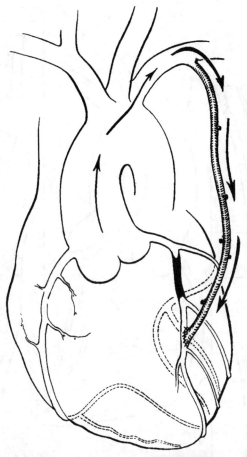

**Figura 68.** Utilización de la arteria mamaria interna izquierda para aportar nuevo riego sanguíneo arterial a la parte delantera del corazón cuando la rama descendente superior anterior de la coronaria izquierda está completamente obstruida Esta obstrucción es difícil de tratar de forma eficaz por medio de la angioplastia con balón. En cambio, se puede confiar en que un injerto de mamaria interna permanezca abierto de forma indefinida en esta localización bajo estas circunstancias. Las ramas del injerto se cierran por medio de grapas o de cauterización.

Angioplastia con balón
para la obstrucción coronaria doble,
una con stent y la otra sin stent

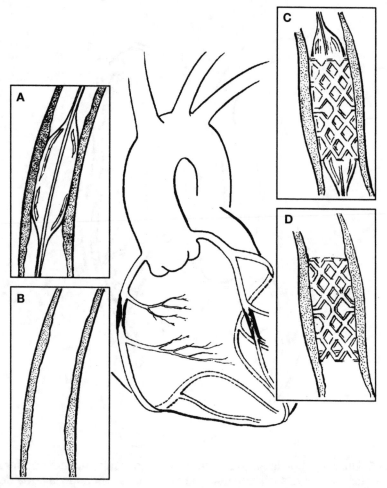

**Figura 69.** Utilización exclusiva de la angioplastia con balón para un área afectada de estenosis severa en la parte superior derecha de la arteria coronaria, y empleo de la angioplastia con balón junto a la aplicación de stent para la estenosis
severa de la parte media superior de la rama descendente anterior de la arteria
coronaria izquierda.

*Bypass* coronario doble utilizando
injertos de vena safena
de las piernas

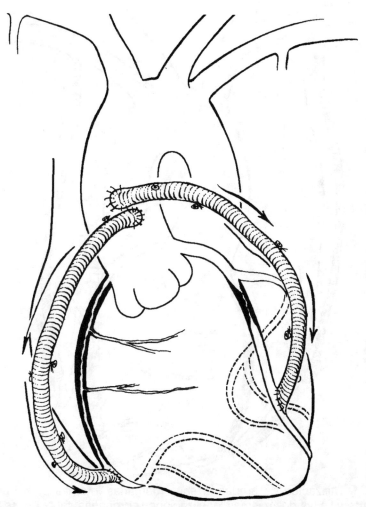

**Figura 70.** La implantación de dos injertos *bypass* safenos (venas superficiales de las piernas) desde la aorta a las arterias coronarias abiertas más allá de las zonas de obstrucción severa proporciona nuevas fuentes de sangre arterial para regar al agotado músculo cardiaco.

**Bypass** coronario doble utilizando
injertos de ambas arterias mamarias internas

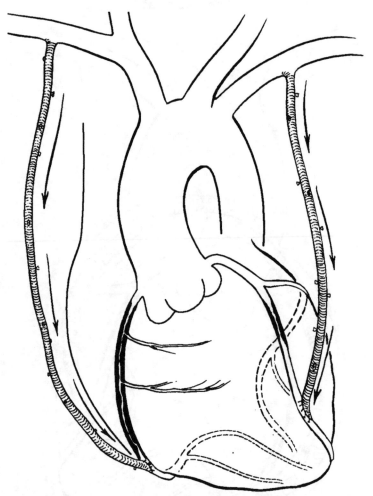

**Figura 71.** Utilización de ambas arterias mamarias internas para transportar sangre arterial a las dos mismas localizaciones coronarias, tal como se muestra en la figura, sobrepasando las áreas de obstrucción. La ventaja de utilizar las mamarias internas es que duran más que los injertos de venas safenas, la desventaja es que son más difíciles de utilizar.

*Bypass* coronario triple utilizando
injertos de vena safena

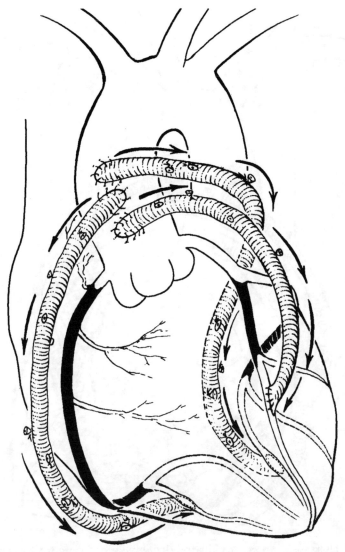

**Figura 72.** Empleo de tres injertos de vena safena para transportar sangre arterial a tres localizaciones coronarias, sobrepasando las áreas de obstrucción severa.

## *Bypass* coronario cuádruple utilizando injertos de vena safena

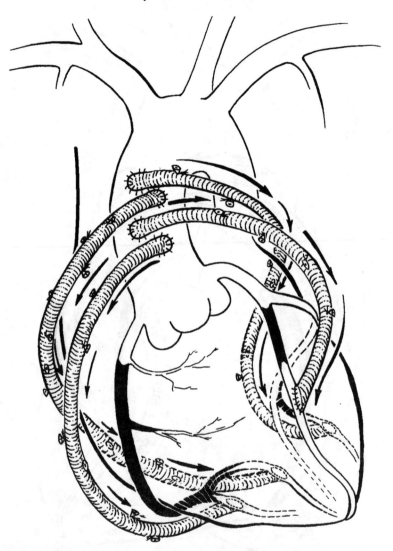

**Figura 73.** Utilización de cuatro injertos de vena safena para transportar sangre arterial a cuatro localizaciones coronarias, sobrepasando las zonas de obstrucción severa.

*Bypass* coronario cuádruple utilizando
tres injertos de vena safena y
un injerto de arteria mamaria interna

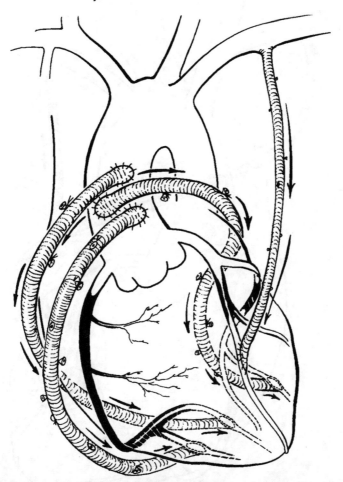

**Figura 74.** Utilización de tres injertos de vena safena y de la arteria mamaria interna izquierda para transportar sangre arterial a cuatro localizaciones coronarias, sobrepasando las áreas de obstrucción severa. La mamaria interna izquierda se utiliza para el vaso más importante, la rama descendente anterior de la coronaria izquierda. Esta estrategia de *bypass* se utiliza frecuentemente en la actualidad.

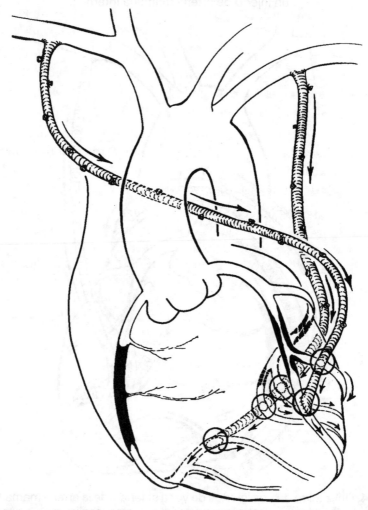

**Figura 75.** Utilización de ambas arterias mamarias internas para transportar sangre arterial a cinco localizaciones coronarias (rodeadas por un círculo), so-brepasando las áreas de obstrucción severa. Este procedimiento es técnica-mente difícil, pero proporciona excelentes resultados a largo plazo.

Debido a estos resultados, los cirujanos cardiacos utilizan ahora con frecuencia injertos mamarios, incluyendo su empleo en «mini» operaciones para sobrepasar las obstrucciones de la rama descendente anterior de la arteria coronaria izquierda. Los pacientes se recuperan más rápidamente de estas pequeñas intervenciones hechas a base de pequeñas incisiones que no precisan el empleo de la máquina de circulación extracorpórea.

La delicada arteria gastroepiploica, que circula alrededor del límite de la parte inferior del estómago, también funciona muy bien como injerto para sobrepasar las obstrucciones de las arterias coronarias.

El riesgo actual de mortalidad para un paciente en buen estado que deba someterse a una angioplastia coronaria transluminal percutánea (ATCP) o a cirugía de *bypass* de las arterias coronaria (CBAC), debido a obstrucciones de dichas arterias, no debería superar el 1%.

La principal desventaja de la cirugía de *bypass* de las arterias coronarias realizada con la máquina de circulación extracorpórea es que los pacientes tienen que convalecer de seis a ocho semanas antes de que puedan volver a hacer vida normal. No obstante un aval importante para llevar a cabo la operación de *bypass* es que, aun cuando las partes superiores de todos los vasos coronarios estén gravemente obstruidos, se pueden anticipar excelentes resultados durante muchos años para el 90% de estos pacientes.

## SUSTITUCIÓN O REPARACIÓN DE VÁLVULA CARDIACA COMBINADA CON CIRUGÍA PARA AUMENTAR EL RIEGO SANGUÍNEO AL CORAZÓN

Una cantidad considerable de pacientes de edad avanzada que precisan una intervención quirúrgica para aumentar el riego sanguíneo al corazón, necesitan también que se mejore la función de sus válvulas aórticas y/o mitrales. Si cualquiera de estas válvulas es demasiado pequeña o tiene fugas (o ambas cosas a la vez), el corazón se encuentra con un problema añadido. Si las válvulas no funcionan correctamente, el corazón debe trabajar más para bombear el mismo volumen de sangre.

Es como un motor con los engranajes rechinando que se está quedando sin gasolina. Cuando se solucionan ambos problemas... más combustible y los engranajes funcionando perfectamente... el motor se aviva. Con el corazón sucede lo mismo.

Cuando nuestras válvulas cardiacas originales funcionan adecuadamente son una maravilla de eficiencia, moviéndose a toda velocidad, abriéndose y cerrándose, en respuesta a la presión de la sangre. Las válvulas pueden volverse tiesas y duras. Cuando esto ocurre, la válvula enferma obstruye la circulación sanguínea y obliga al corazón a aportar más presión. Si las válvulas tienen fugas, el corazón tiene que aportar mayor volumen de sangre.

El problema más frecuente de la válvula mitral asociado a una disminución del riego sanguíneo son las fugas o escapes. La decisión de sustituir o reparar la válvula afectada la toma el cirujano durante la intervención.

El problema más frecuente de la válvula aórtica asociado a una disminución del riego sanguíneo es el estrechamiento de la válvula. Las cúspides de la válvula aórtica pueden engrosarse, atiesarse, e incluso volverse rígidas debido a la calcificación. Este tipo de válvulas también puede originar escapes porque sus cúspides rígidas no pueden cerrar. En otros pacientes, el problema puede que sea simplemente las fugas o escapes. Cuando se necesita llevar a cabo una intervención quirúrgica de válvula aórtica, casi siempre se tiene que sustituir la válvula afectada ya que las intervenciones que la reparen de forma efectiva raras veces son posibles.

Los cirujanos cardiacos utilizan distintos tipos de válvulas para sustituir las válvulas enfermas de sus pacientes. Muchas están hechas de plástico y metal. Algunas son válvulas de cerdo y otras son válvulas humanas que se han conseguido de víctimas de accidente recientemente fallecidas. Otras válvulas están hechas a base del tejido situado alrededor del corazón de animales, el pericardio.

Además, cuando se trata de pacientes jóvenes, el cirujano puede sustituir la válvula aórtica enferma del paciente por su propia válvula pulmonar normal y sustituir esta última por una procedente de una víctima de accidente recientemente fallecida. Esta complicada operación la desarrolló el Dr. Donald Ross en Inglaterra hace treinta años, y a su primer paciente todavía le va perfectamente.

Las válvulas animales y las hechas a base de otros tejidos animales se tratan con sustancias químicas para hacerlas flexibles, duraderas y resistentes a la formación de coágulos.

Debido a que las válvulas artificiales (mecánicas) están hechas a base de componentes metálicos y plásticos, suelen durar más que las válvulas animales sometidas a tratamiento químico. Sin embargo, las válvulas mecánicas

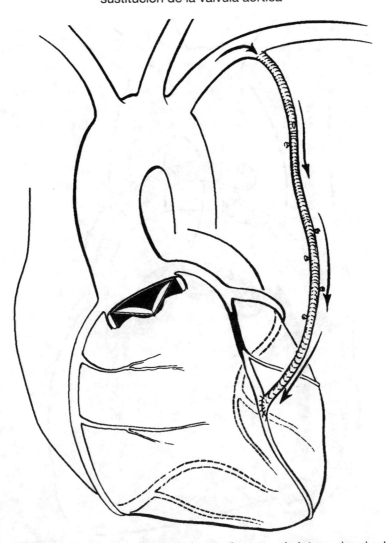

**Figura 76.** *Bypass* coronario utilizando la arteria mamaria interna izquierda para transportar sangre arterial a la rama descendente anterior de la arteria coronaria izquierda combinado con sustitución de la válvula aórtica por una válvula cardiaca mecánica St. Jude (se muestra en sección transversal la válvula en posición de cerrado).

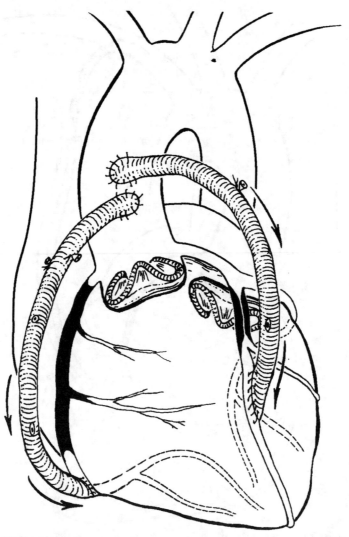

**Figura 77.** *Bypass* coronario doble (rama descendente derecha y anterior de la izquierda) utilizando dos injertos de vena safena combinado con doble sustitución de válvulas (aórtica y mitral) por válvulas de cerdo tratadas químicamente.

son más propensas a que se formen coágulos en ellas que las válvulas de tejido. Fragmentos de estos coágulos se pueden llegar a desprender y ser transportados por la corriente sanguínea hasta el cerebro donde pueden ocasionar un accidente vascular cerebral grave.

La formación de coágulos también puede llegar a deteriorar la función de la válvula y hacer necesario que se lleve a cabo una nueva operación de urgencia. Por ello, a los pacientes con válvulas mecánicas se les administran fármacos (por lo general, derivados cumarínicos, como por ejemplo Sintrom) con el objeto de disminuir la capacidad de coagulación de la sangre. No obstante, esto no es necesario para la mayoría de los pacientes con válvulas de tejido, en especial las de origen humano.

## CIRUGÍA PARA AUMENTAR EL RIEGO SANGUÍNEO AL CEREBRO Y PARA IMPEDIR LA OBSTRUCCIÓN EMBÓLICA DE LA CIRCULACIÓN

La endarterectomía de carótida es la segunda intervención arterial más frecuente después del *bypass* coronario.

Aproximadamente 100.000 pacientes se someten cada año en los Estados Unidos a cirugía de carótida con el objetivo de evitar un accidente vascular cerebral. Con diferencia , la intervención más frecuente que se lleva a cabo con este propósito es la endarterectomía de carótida (figura 78), una operación en la que el cirujano elimina la obstrucción/es y/o áreas de ulceración que afectan el punto de división (bifurcación) de la arteria carótida común y los primeros segmentos (raramente mayores de dos centímetros y medio) de las arterias carótida interna y externa.

En las zonas ulceradas pueden formarse agregados plaquetarios (figuras 32 y 44, páginas 79 y 106). Fragmentos de estos agregados pueden desprenderse y circular hasta los vasos del cerebro, localización en la que obstruyen la circulación de la sangre, por lo general, durante un período de tiempo corto, y provocan un ataque isquémico transitorio (AIT— figura 43, página 105). Con menor frecuencia, restos del endurecimiento de las arterias pueden separarse del área ulcerada y circular hasta el cerebro. Estos émbolos no se deshacen y pueden provocar déficits permanentes.

En la actualidad, los pacientes sometidos a endarterectomía de carótida permanecen en el hospital menos de veinticuatro horas, a diferencia de lo que ocurría hace unos pocos años cuando la estancia promedio era de cinco a seis días. Esta estancia reducida disminuye los costes sanitarios anuales por cirugía de carótida en cerca de 300 millones de dólares.

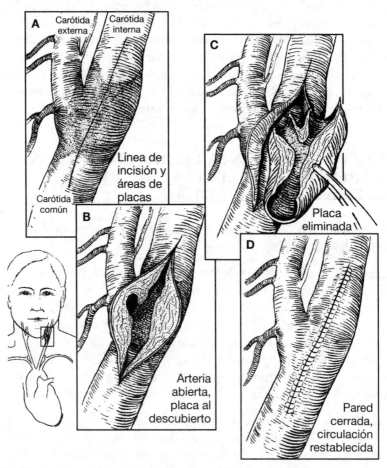

Endarterectomía de carótida

**Figura 78.** El cirujano abre el punto de división obstruido de la arteria carótida común, elimina la pared interna enferma y cualquier coágulo que esté obstruyendo el conducto circulatorio (endarterectomía), y sutura de nuevo la pared exterior para restablecer un cauce de pleno calibre con una superficie de circulación de sangre arterial al cerebro lisa, brillante y resistente a la formación de coágulos. Esta intervención ha demostrado que es segura, eficaz y duradera. También se han desarrollado intervenciones endovasculares con este propósito, pero hoy por hoy no pueden recomendarse para su utilización a nivel general.

# CIRUGÍA PARA AUMENTAR EL RIEGO SANGUÍNEO A LOS RIÑONES

El cirujano vascular puede restablecer completamente el riego de sangre arterial a un riñón que tenga una artería obstruida, por medio de una endaterectomía o a través de un injerto *bypass*.

Angioplastia con balón y aplicación de stent para corregir el estrechamiento de una arteria renal

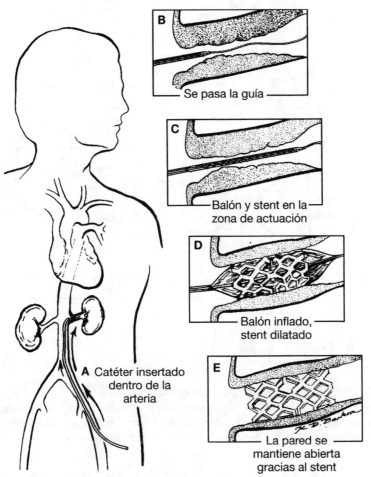

**B** Se pasa la guía

**C** Balón y stent en la zona de actuación

**D** Balón inflado, stent dilatado

**E** La pared se mantiene abierta gracias al stent

**A** Catéter insertado dentro de la arteria

**Figura 79.** Esta intervención endovascular se utiliza para la mayoría de casos de estenosis arterial renal. Los objetivos de este tipo de cirugía son eliminar la obstrucción, devolver a la normalidad la circulación sanguínea, disminuir la elevada presión sanguínea, y conservar la funcionalidad del riñón.

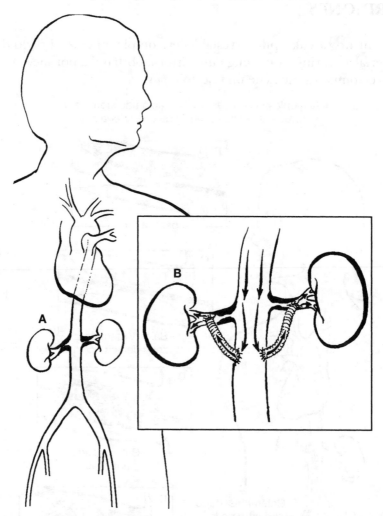

**Figura 80.** (A) Estenosis bilateral de las arterias renales. (B) Los injertos *bypass* a las arterias renales más allá de la localización obstruida transportan sangre arterial de la aorta a los riñones, restableciendo la circulación, disminuyendo la elevada presión arterial, y conservando la función de los riñones.

Debido a que la cirugía arterial endovascular renal es más rápida y menos invasiva que la cirugía vascular abierta, esta técnica relativamente nueva se ha convertido en el procedimiento de elección para el tratamiento inicial de las obstrucciones de las arterias renales. Los radiólogos intervencionistas son quienes llevan a cabo la mayor parte de estas operaciones.

El radiólogo dilata la zona de obstrucción en la arteria renal con un balón, aplica un *stent* (en caso necesario) para mantener abierto el conducto circulatorio, y unas horas más tarde envía al paciente a su casa. La estenosis (estrechamiento) recurrente, como en el caso de las coronarias, es la principal complicación y se da prácticamente con la misma frecuencia (15-20%, incluso con *stents*).

Si la obstrucción severa se repite, por lo general, se llevará a cabo otra intervención endovascular. Si se repite de nuevo, es posible que sea necesario implantar un injerto *bypass* por un cirujano vascular.

Estos procedimientos endovasculares y vasculares se muestran en las figuras 79 y 80.

## CIRUGÍA PARA AUMENTAR EL RIEGO SANGUÍNEO A LAS PIERNAS

La obstrucción de la circulación sanguínea que va a las piernas puede originarse a partir del bloqueo de las arterias a nivel del abdomen, la ingle, los muslos, las rodillas, y en la parte inferior de las piernas. Estas obstrucciones pueden producirse en un mismo paciente en más de una localización y pueden ser parciales o totales. Tanto la cirugía vascular como la endovascular son importantes para solucionar este tipo de problemas.

La localización y el grado de obstrucción es lo que determina qué tipo de intervención es más adecuada para el paciente. Cuando las obstrucciones se encuentran en la aorta abdominal y/o en las arterias ilíacas, las intervenciones vasculares realizadas en el interior del abdomen para eliminar el coágulo y la pared interna engrosada o para implantar los injertos sintéticos que sobrepasan las obstrucciones han demostrado ser procedimientos fiables para aumentar el riego sanguíneo a las piernas.

Cuando el riego sanguíneo de la arteria ilíaca es bueno en una parte y deficiente en la otra, se puede implantar un injerto sintético que conecte las arterias de la pierna a la ingle (femorales comunes), permitiendo que el lado en el que la circulación es buena suministre sangre arterial a la pelvis y a ambas piernas.

Para los pacientes de alto riesgo cuyo riego ilíaco es escaso en ambos lados, se puede implantar un injerto desde la arteria de un brazo en el hombro hasta la arteria principal de la pierna en la ingle del mismo lado que se une allí a un injerto que se conecta a la arteria principal en la otra ingle. Ello posibilita que la arteria principal de un brazo suministre sangre arterial a la pelvis y a ambas piernas.

En la actualidad, las intervenciones endovasculares son las preferidas para reabrir los conductos obstruidos de la aorta y/o arterias ilíacas. Ello se consigue dilatando las zonas en que hay estrechamiento con balones, disolviendo los coágulos con fármacos, y aplicando *stents* allí donde sea necesario.

Si la arteria del muslo se va obstruyendo de forma gradual en la zona que va de la ingle a la rodilla, la naturaleza puede, por lo general crear por sí misma un *bypass* satisfactorio desarrollando vasos colaterales que transportan tal cantidad de sangre alrededor de la obstrucción, que la persona afectada puede todavía llevar una vida razonablemente activa (figura 87, página 222).

No obstante hay determinados individuos cuya circulación colateral no es la adecuada y, si la obstrucción es superior a cinco centímetros de largo, la mejor forma de restaurar la circulación en la parte inferior de la pierna es mediante la implantación de un injerto *bypass* desde la arteria a la altura de la ingle hasta la arteria en las proximidades de la rodilla.

Para obstrucciones de menor longitud, las intervenciones endovasculares que utilizan balones (a menudo con *stents)* para abrir el conducto arterial desde dentro, se han convertido en práctica aceptada en la actualidad, aun cuando la obstrucción repetida es más elevada que en el caso de los injertos *bypass* construidos a base de las venas del propio paciente.

Si un cirujano implanta un injerto artificial para transportar sangre alrededor de una arteria obstruida en el muslo de un paciente cuyas plaquetas son adhesivas y no responden a la aspirina o a otro tipo de medicación, muy probablemente este injerto será ocupado por un coágulo y después de unos cuantos meses ya no cumplirá su función. Para este tipo de pacientes, se debería utilizar como injerto una vena tomada del brazo o pierna del paciente, ya que la sangre que circula a su través no formará coágulos a menos que la circulación se vuelva muy lenta.

Pero si las plaquetas del paciente en cuestión no son adhesivas naturalmente o por la acción de los fármacos (por ejemplo la aspirina), la sangre de este individuo probablemente no podrá obstruir un injerto artificial con un coágulo. En este tipo de pacientes, los injertos artificiales hechos con hilo de *Dacron, Teflon* dilatado, u otros materiales artificiales adecuados, pueden emplearse para sobrepasar la arteria obstruida en el muslo con muchas expectativas de éxito a largo plazo. La ventaja de emplear injertos artificiales en estas circunstancias es que las venas del paciente pueden guardarse para ser empleadas como *bypass* de las arterias del corazón o de la parte inferior de las piernas, en caso de que sea necesario.

Cuando además de las arterias en el muslo y en la rodilla se obstruyen también las que están debajo de la rodilla, el deterioro de la circulación en los pies es, por regla general, tan acusado que el paciente tiene un riesgo muy alto de perder la pierna a menos que se pueda aumentar la circulación. En tales circunstancias, pueden implantarse, a menudo, largos injertos que van desde la arteria principal en la ingle a una pequeña arteria en las proximidades del tobillo o incluso en el pie. Con diferencia el mejor injerto para cubrir este exigente objetivo es una de las venas superficiales del paciente, tomadas de un brazo o pierna.

Las intervenciones endovasculares son raramente aplicables a los pequeños vasos sanguíneos que se encuentran bastante por debajo de la rodilla, y, cuando se llevan a cabo, pocas veces tienen éxito. De hecho, cuanto más cerca del pie haya de realizarse el procedimiento de revascularización, mayor será la necesidad de emplear una vena sana, en funcionamiento, como injerto de *bypass*. Esto se debe a que la sangre que circula a través de los injertos artificiales, incluso los de mejor calidad, formará coágulos mucho antes de lo que lo haría en un vaso sanguíneo natural revestido por células endoteliales sanas.

En ocasiones es necesario intervenir a dos niveles para restablecer de forma adecuada la circulación sanguínea a las extremidades inferiores. Este tipo de combinaciones puede involucrar a dos injertos; por ejemplo se implanta un injerto que va de la arteria principal en el abdomen, la aorta, a la arteria en la ingle, la femoral, y otro injerto que va de allí a la arteria en la rodilla, la poplítea, evitando así las obstrucciones en abdomen y muslo. Las intervenciones quirúrgicas endovasculares y vasculares también pueden combinarse entre sí; por ejemplo llevando a cabo una angioplastia con balón para abrir una arteria ilíaca común obstruida en el abdomen y a continuación colocando injerto que va de la arteria al nivel de la ingle hasta la arteria en la rodilla para sobrepasar de este modo una arteria obstruida en el muslo.

**Bypass aortobifemoral (abdomen a ingle)**

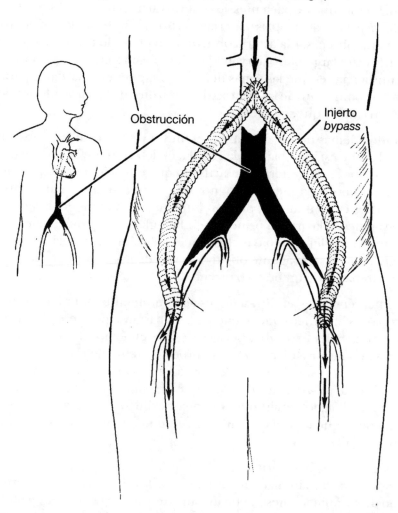

**Figura 81.** La obstrucción de la aorta y de las arterias ilíacas comunes obstruye la circulación de la sangre a la pelvis y a las piernas. Un injerto *bypass* desde la aorta por encima de la obstrucción hasta las arterias femorales por debajo de la misma, proporciona un nuevo riego de sangre arterial a la sangre y a las piernas.

*Bypass* femorofemoral (pierna a pierna)

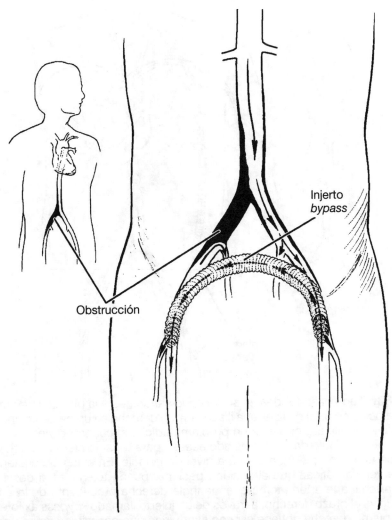

Injerto
*bypass*

Obstrucción

**Figura 82.** En este ejemplo, la arteria ilíaca común derecha está cerrada, pero la izquierda está aún lo suficientemente abierta para poder regar ambos lados. La implantación de un injerto sintético desde la arteria femoral en la ingle de la parte en que no hay obstrucción hasta la arteria femoral en la ingle de la parte en que sí hay obstrucción permite que el lado con circulación abierta riegue de sangre arterial a la pelvis y a ambas piernas.

## *Bypass* axilofemoral (brazo a pierna)

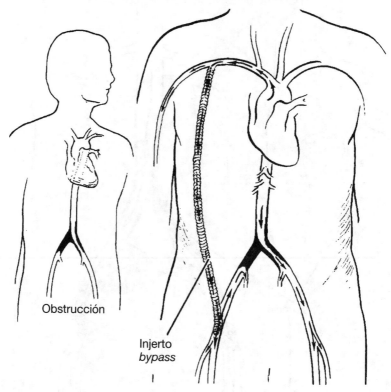

Obstrucción

Injerto
*bypass*

**Figura 83.** El amenazador descenso de riego sanguíneo a la pierna derecha debido a la oclusión total de la arteria ilíaca común derecha en un paciente anciano y con salud debilitada presenta un problema adicional cuando el riego sanguíneo a la pierna izquierda es demasiado escaso para regar la pierna derecha por medio de un injerto pierna a pierna a nivel de la ingle. En estas circunstancias una intervención eficaz que el anciano paciente puede tolerar es el desvío de sangre arterial a la arteria femoral en la ingle derecha procedente de la arteria axilar que va al brazo derecho, a través de un injerto llamado «*bypass* axilofemoral». La pierna derecha obtiene el riego sanguíneo que necesita, y no se debilita el riego sanguíneo del brazo izquierdo.

*Bypass* combinado axilofemoral (brazo a pierna) y
paso femorofemoral (pierna a pierna)

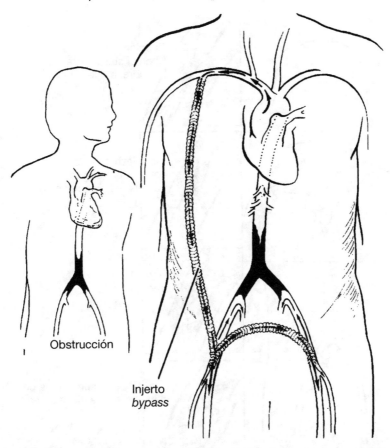

Obstrucción

Injerto
*bypass*

**Figura 84.** Para los pacientes con un estado de salud delicado que necesitan un mayor riego circulatorio en la parte inferior de su cuerpo pero no pueden tolerar una intervención importante en el abdomen, vascular o endovascular, la combinación de un injerto brazo a pierna del mismo lado y de un injerto pierna a pierna es una intervención eficaz que alivia el dolor, evita úlceras, sana las úlceras menores si es que las hay, y permite que estos frágiles pacientes puedan caminar en el marco de su limitada capacidad general. Este procedimiento aporta sangre arterial a la pelvis y a ambas piernas.

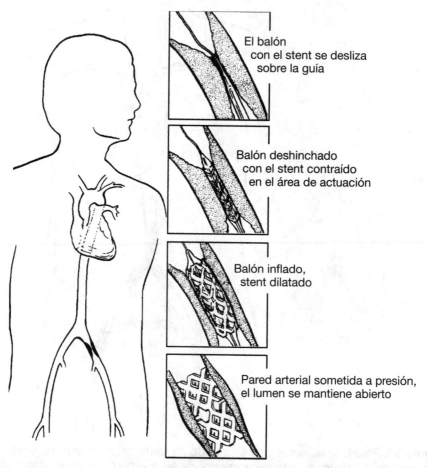

**Angioplastia con balón y aplicación de stent para la arteria ilíaca común estrechada**

El balón con el stent se desliza sobre la guía

Balón deshinchado con el stent contraído en el área de actuación

Balón inflado, stent dilatado

Pared arterial sometida a presión, el lumen se mantiene abierto

**Figura 85.** La cirugía endovascular que utiliza un catéter con balón inflable en la punta para dilatar las zonas de estrechamiento en las arteria ilíacas comunes es, hoy en día, frecuentemente seguida de la aplicación de un stent para apretar la pared arterial y dilatar el lumen. Esta intervención ha reemplazado en gran medida a la cirugía vascular abierta (eliminación de la pared interna o implantación de un injerto *bypass*) para el tratamiento de esta lesión. Aquí se muestra la utilización de la técnica con balón junto a la aplicación de stent para aumentar el riego de sangre arterial a la pelvis y a la pierna.

# Endarterectomía de las arterias en la ingle

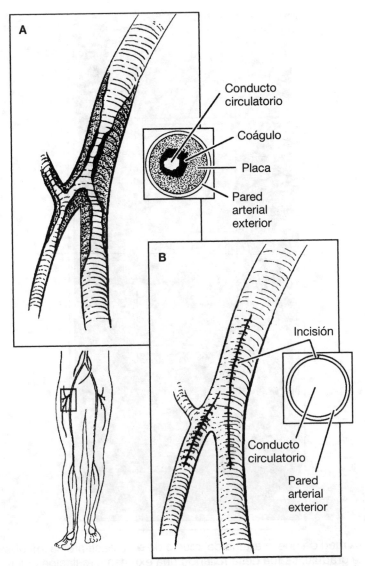

**Figura 86.** La endarterectomía (figura 61, página 187) de las arterias obstruidas al nivel de la ingle y parte superior del muslo aumenta el riego de sangre arterial al muslo y parte inferior de la pierna.

## «Operación» de la naturaleza frente a la oclusión gradual de la arteria del muslo

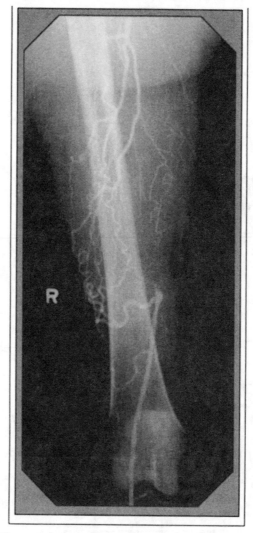

**Figura 87.** A medida que la arteria del muslo de este paciente se iba obstruyendo de forma gradual, se fue desarrollando una extensa circulación colateral que fue capaz de suministrar la suficiente sangre arterial a la pierna como para permitir al paciente un nivel de actividad casi total. Los apasionantes nuevos desarrollos basados en la terapia génica pueden hacer posible que la naturaleza cree vasos más grandes y más rápidamente, incluso en el corazón.

Angioplastia con balón y aplicación de stent
para un segmento corto estrechado de la
arteria femoral (muslo) superficial inferior

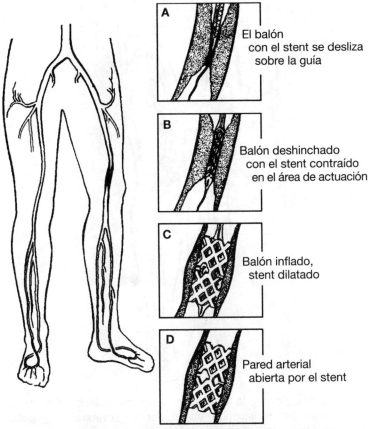

**A** El balón
con el stent se desliza
sobre la guía

**B** Balón deshinchado
con el stent contraído
en el área de actuación

**C** Balón inflado,
stent dilatado

**D** Pared arterial
abierta por el stent

**Figura 88.** Aquí se muestra el empleo de la técnica con balón junto a la aplicación de un stent para abrir un segmento estrechado corto de la arteria principal en la parte inferior del muslo.

*Bypass* de la ingle hasta encima de la rodilla (femoropopliteo)
empleando un injerto sintético para sobrepasar
la obstrucción de un segmento largo
de la arteria femoral (muslo) superficial

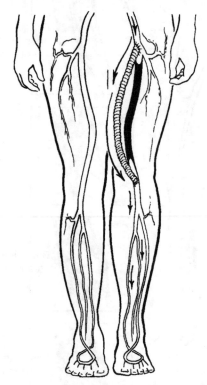

**Figura 89.** La obstrucción de la arteria femoral superficial en el muslo de un paciente cuyas plaquetas perdieron su capacidad de adhesividad gracias a la acción de la aspirina tomada una vez al día. Un injerto *bypass* implantado desde la arteria en la ingle hasta la arteria por encima de la rodilla riega la sangre necesaria a la parte inferior de la pierna. En este paciente se podía utilizar de forma segura un injerto sintético ya que se ha disminuido la capacidad de adhesividad de las plaquetas por medio de la aspirina. Si dicha capacidad no se hubiera modificado se habría utilizado en su lugar un injerto de vena. Este paciente seguirá tomando una aspirina diaria de forma indefinida para seguir evitando que las plaquetas se vuelvan adhesivas.

*Bypass* de la ingle hasta debajo de la rodilla (femoropoplíteo)
utilizando un injerto de vena para sobrepasar la obstrucción
de un largo segmento de las arterias femoral (muslo)
superficial y poplítea (rodilla) superior

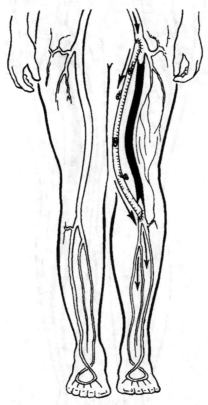

**Figura 90.** La obstrucción de las arterias femoral superficial y poplítea superior deteriora intensamente el riego de sangre arterial a la parte inferior de la pierna. Se implanta la vena safena (figura 28, página 71) de esta pierna como injerto que va desde la arteria a la altura de la ingle hasta la arteria por debajo de la rodilla. Este injerto transporta la sangre arterial necesaria a la parte inferior de la pierna y además es resistente a la formación de coágulos debido a las células endotelia-les sanas que revisten la superficie de circulación.

*Bypass* de la ingle hasta la parte inferior de la pierna (femorotibial)
utilizando un injerto de vena de gran longitud

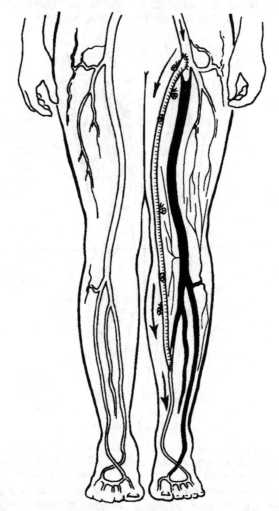

**Figura 91.** Obstrucción de las arterias principales de la pierna en todo su recorrido hasta el pie, excepto en un vaso situado en la parte inferior de la pierna. Un injerto de vena de gran longitud desde la arteria principal a nivel de la ingle hasta este vaso no obstruido proporciona el adecuado riego de sangre arterial que permite salvar esta extremidad y restablecer su función.

*Bypass* desde la ingle hasta el pie (femoropedal)
utilizando un injerto de vena muy largo

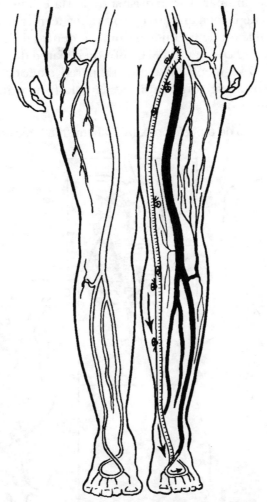

**Figura 92.** La obstrucción de las principales arterias en todo su recorrido hasta el pie deteriora gravemente el riego sanguíneo a la parte inferior de la pierna y pie. Aun y con ello, en la mayoría de los casos un injerto de vena de gran longitud desde la arteria principal en la ingle hasta una pequeña arteria del pie proporciona el riego de sangre arterial adecuado que permite salvar la extremidad y restablecer su función.

# CIRUGÍA PARA LOS ANEURISMAS DE LA AORTA

La razón para eliminar un aneurisma de aorta es impedir que se produzca una hemorragia fatal en caso de rotura. La técnica más habitual consiste en la implantación de un injerto sintético dentro de la pared exterior del aneurisma que se cose a todo el grosor de la pared de la aorta por arriba y por abajo del segmento dilatado. La pared exterior que queda del aneurisma se recorta y se sutura a sí misma para formar un tejido tirante que envuelve el injerto.

Injerto de reposición para el aneurisma torácico

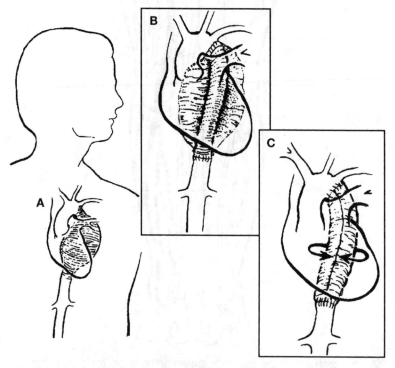

**Figura 93.** (A) Aneurisma de aorta en el tórax con riesgo de muerte. (B) Aneurisma reparado por medio de un injerto de Dacron implantado dentro de la pared debilitada e hinchada. (C) Pared exterior del aneurisma suturada alrededor del injerto.

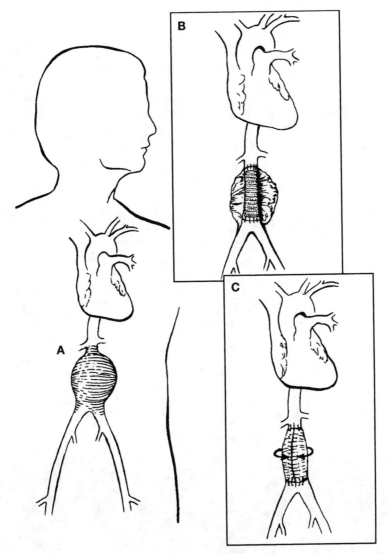

**Figura 94.** (A) Aneurisma de aorta en el abdomen con riesgo de muerte. (B) Aneurisma reparado por medio de un injerto de Dacron colocado dentro de la pared debilitada e hinchada, conservando la bifurcación de la aorta. (C) Pared exterior del aneurisma suturada alrededor del injerto.

# 6

# Temas relacionados con el corazón

## SISTEMAS DE FORMACIÓN Y CONDUCCIÓN DEL ESTÍMULO ELÉCTRICO CARDIACO

El sistema de ritmo cardiaco está constituido por unas células especiales que crean una carga eléctrica –que descargan sobre el sistema de conducción– crean otra carga –la descargan– y así sucesivamente. Las células que se disparan más deprisa son las que establecen la frecuencia del latido cardiaco.

Los impulsos eléctricos que se originan a partir de estas células «marcapasos» se propagan a lo largo de las vías especiales del sistema de conducción hasta llegar a las células musculares del corazón haciendo que éstas se contraigan de una forma coordinada que permita al ventrículo derecho bombear la sangre venosa a los pulmones y, al mismo tiempo, al ventrículo izquierdo bombear la sangre arterial al resto del organismo.

Las células marcapaso que se disparan más deprisa se encuentran en una estructura llamada *nodo sinusal*, que está localizada en la parte superior de la pared anterior de la aurícula derecha por donde entra la vena cava superior para devolver la sangre venosa de la parte superior del organismo. Cuando la actividad es sedentaria estas células crean y descargan impulsos eléctricos unas ochenta veces por minuto para impulsar el corazón. Mientras se hace ejercicio físico estas células descargan a una frecuencia más rápida, mientras que durante el sueño lo hacen a una frecuencia algo más lenta.

Si las células del nodo sinusal pierden su capacidad de marcapasos, las células situadas a continuación a lo largo del sistema marcapasos toman el relevo a su frecuencia más lenta. Después, si también estas células pierden su capacidad de marcapasos, son las siguientes células las que entran en funciones, y así sucesivamente, con lo que según avanza esta secuencia la frecuencia de los latidos se vuelve progresivamente más lenta.

Nodo sinusal

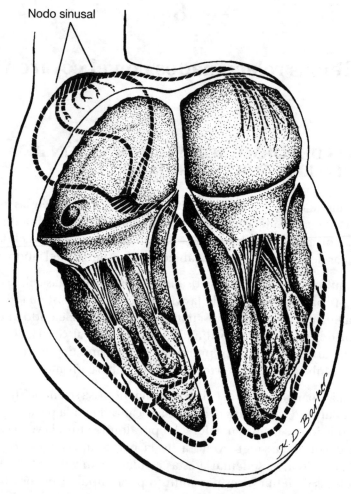

**Figura 95.** Normalmente, los impulsos eléctricos que provocan la contracción del corazón se originan en el nodo sinusal y se propagan desde allí en sucesión ordenada para hacer que las aurículas latan en primer lugar y a continuación lo hagan los ventrículos.

En ocasiones cuando las células del nodo sinusal pierden su capacidad de marcapasos del corazón, los latidos se vuelven tan lentos que la disminución de la circulación hace que el paciente se debilite y se maree. El corazón incluso puede pararse. Si se para durante más de diez segundos, el paciente perderá la conciencia puesto que cuando el corazón se detiene el cerebro no recibe oxígeno.

Afortunadamente, cuando esto sucede, las células del nodo sinusal o de alguna otra localización del sistema marcapasos empezarán, por lo general, a crear descargas al cabo de quince o veinte segundos, restaurando así los latidos cardiacos y la circulación sanguínea. Con el regreso de la circulación, el cerebro recibe oxígeno y glucosa recuperando así rápidamente su función. En cuestión de segundos el paciente se despierta sin recordar haber estado inconsciente.

Cuando el corazón se detiene, siempre hay el peligro de que no vuelva a latir de nuevo o de que lo haga demasiado tarde. Si el corazón se detuviera durante cuatro o más minutos, la falta de oxígeno durante el período de paro dañaría de forma irremediable las células cerebrales.

El funcionamiento defectuoso del sistema de formación y conducción del estímulo eléctrico cardiaco afecta a millones de personas en todo el mundo. Con anterioridad al desarrollo de los primeros marcapasos en los años cincuenta, estos difíciles y a menudo mortales problemas sólo podían tratarse con medicamentos que por lo general no eran eficaces.

## MARCAPASOS ARTIFICIALES

Los marcapasos artificiales se han desarrollado para tratar a los pacientes que no funcionan con normalidad porque su frecuencia cardiaca es demasiado lenta o para aquellos que están en peligro de muerte porque sus corazones pueden pararse. Los marcapasos consisten en dos componentes principales: una batería miniaturizada (generador de pulsos) con sensado electrónico y unos mecanismos de encendido, empaquetados en un contenedor metálico y uno o dos electrodos adjuntados a sondas de gran longitud. El electrodo con su sonda adjunta se inserta en una vena y se hace avanzar hasta el lado derecho del corazón donde se sujeta a la pared interna. El otro extremo de la sonda se inserta dentro del puerto de conexión del generador de pulsos.

Después de que se hayan completado estas conexiones, el generador de pulsos se coloca debajo de la capa grasa de la pared anterior del tórax cerca de debajo de la clavícula. La sujeción de la sonda o sondas al generador de pulsos por un extremo, y al corazón por otro, permite a este equipo controlar la actividad eléctrica del corazón y, cuando sea necesario, funcionar como marcapasos. Esta función es indolora para el paciente que no nota nada cuando el marcapasos artificial está en marcha.

Cuando las células marcapasos descargan un impulso y hacen que las células musculares se contraigan, se generan corrientes eléctricas. El electro-

**Marcapasos ventricular**

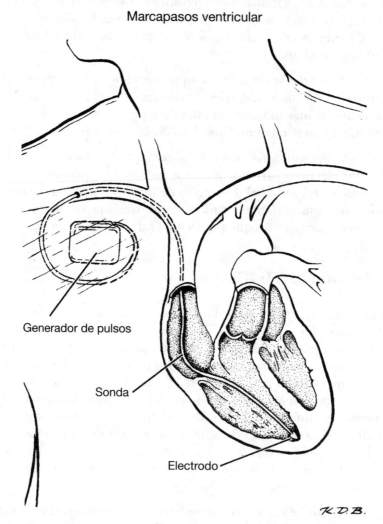

Generador de pulsos

Sonda

Electrodo

*K.D.B.*

**Figura 96.** Se posiciona un único electrodo en el ventrículo derecho donde se controla la actividad eléctrica del corazón, y si la frecuencia cardiaca desciende por debajo del nivel preestablecido, el generador de pulsos se pone en marcha al ritmo programado y estimula la contracción de los ventrículos.

cardiograma (ECG) es un registro de esta actividad eléctrica. Los electrodos sujetos a la superficie interna del corazón transmiten un ECG continuado a través de la/s sonda/s al mecanismo de sensado del generador de pulsos. Este mecanismo controla la actividad cardiaca, y si se llega al nivel preestablecido para que se ponga en marcha, el generador descarga los correspondientes impulsos eléctricos que se transmiten rápidamente a través de la/s sonda/s hasta los electrodos desde donde se propagan a las células musculares de todo el corazón estimulando su contracción.

Estos equipos electrónicos pueden programarse para hacer que el latido cardiaco no descienda por debajo de cualquier frecuencia preseleccionada. Por ejemplo, si el nivel de activación del marcapasos se establece a cincuenta y el ritmo cardiaco del paciente desciende por debajo de cincuenta, el marcapasos lo percibe de forma inmediata y empieza a ponerse en marcha a su ritmo preestablecido de cincuenta veces por minuto. Cada vez que el marcapasos se pone en marcha, el corazón se contrae en respuesta al impulso eléctrico y bombea sangre a los pulmones y al resto del organismo. Cuando el ritmo cardiaco natural del paciente vuelve de nuevo a ser más rápido que el del marcapasos artificial, éste vuelve a la posición de «sensado» y espera, siempre preparado para una llamada y entrar en acción.

En la actualidad, existen muchos marcapasos artificiales sofisticados que funcionan de forma tan extraordinaria que pueden tratar eficazmente prácticamente todos los problemas de ritmo cardiaco que puedan sufrir los pacientes. Muchos marcapasos de la última generación disponen de dos sondas, una que se posiciona en la aurícula derecha, y otra en el ventrículo derecho. Con estas sondas, el marcapasos artificial es capaz de controlar la actividad eléctrica tanto de las aurículas como de los ventrículos y de marcarles el ritmo para que funcionen de forma normal y conjuntada cuando se les pide que lo hagan.

Determinados marcapasos artificiales son sensibles a la actividad y se ponen en marcha más rápidamente cuando el paciente hace ejercicio físico y, en cambio, más lentamente cuando el paciente está en descanso.

La implantación de un marcapasos es, por lo general, una intervención sencilla que se lleva a cabo con anestesia local. Estos asombrosos dispositivos están implantados hoy en millones de pacientes de todo el mundo. El año pasado, cerca de 120.000 marcapasos se implantaron en los Estados Unidos, solamente. La mayoría de estos equipos están garantizados por los fabricantes por un plazo de cinco años, aunque hoy en día se espera que muchos de ellos duren diez años o más antes de que el generador de pulsos tenga que cambiarse. El cambio del generador es una simple operación que se lleva a cabo bajo anestesia local en el marco de la cirugía extrahospitalaria.

Marcapasos combinado auricular y ventricular

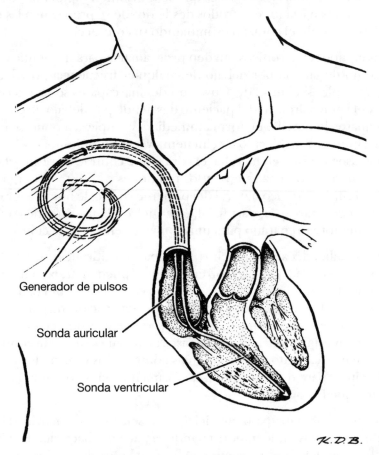

**Figura 97.** Este marcapasos con dos electrodos, uno colocado en la aurícula derecha y el otro en el ventrículo derecho, estimula en primer lugar la contracción de la aurícula y luego la del ventrículo en una secuencia temporal normal. El gasto cardiaco con este tipo de marcapasos es significativamente más elevado que con otros marcapasos que sólo marcan el ritmo de los ventrículos.

# RESUCITACIÓN CARDIOPULMONAR (RCP)

Cuando el corazón se detiene la resucitación cardiopulmonar (RCP) es el procedimiento de urgencia que se emplea para que la circulación se restablezca antes de que el órgano más sensible, el cerebro, quede dañado por falta de oxígeno. La interrupción de la circulación por un período tan breve como de cuatro minutos provocará un deterioro cerebral grave. La supervivencia de las personas cuyo corazón se detiene depende en gran me-

Resucitación cardiopulmonar (RCP)

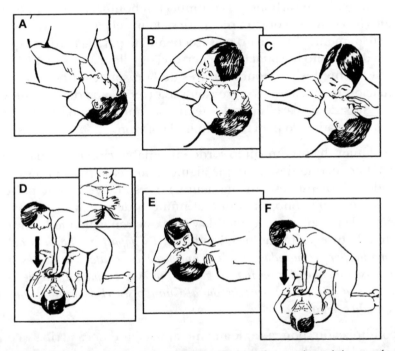

**Figura 98.** (A) Después dar un fuerte golpe en el pecho encima del corazón, incline la barbilla del paciente hacia arriba y lleve la cabeza hacia atrás para mantener las vías respiratorias abiertas. (B y C) Si el paciente aún no respira y no tiene pulso pellizque la nariz cerrando los orificios y haga dos profundas espiraciones boca a boca (de uno a dos segundos por espiración) manteniendo las vías respiratorias abiertas. (D) A continuación comprima intensamente hacia adentro unas quince veces la parte inferior del esternón, a un ritmo aproximado de una compresión cada 2/3 de segundo. (E y F) Siga con esta secuencia de «respiración boca a boca y compresión» hasta que el corazón vuelva a latir de nuevo y el paciente respire o bien hasta que llega ayuda para relevarle. La RCP se puede continuar durante una hora o más hasta la recuperación total.

dida de la rapidez con que se descubre este hecho, así como de lo que hace la primera persona que lo descubre.

El corazón puede pararse de una de las dos siguientes formas. Puede dejar de latir de pronto y quedarse parado, sin mostrar ningún movimiento. Este tipo de parada se llama *paro cardiaco*. Con mayor frecuencia ocurre que cuando el corazón deja de latir, se desarrolla un tipo de movimiento irregular, descoordinado que es incapaz de bombear sangre. Este tipo de parada se llama *fibrilación ventricular.*

Para que sea eficaz la RCP debe llevar oxígeno a la sangre y eliminar de la misma dióxido de carbono y a continuación bombear este líquido vital a los tejidos hasta que el corazón recupere su latir y el paciente vuelva a respirar adecuadamente. En el caso más frecuente de parada cardiaca que ocurre fuera del ámbito hospitalario, la persona que lleva a cabo la RCP ventila alternativamente los pulmones a través de la respiración boca a boca y a continuación bombea esta sangre renovada (recargada de oxígeno y mermada de dióxido de carbono) a los tejidos al empujar la parte inferior del esternón hacia adentro para comprimir el corazón.

Si cualquier día oye un ruido sordo en la habitación contigua y cuando investiga lo ocurrido descubre que alguien, quizás su marido o su esposa, ha sufrido un colapso, está inconsciente, no respira, y no tiene pulso, coja rápidamente el teléfono y marque el número de urgencias. Explique el problema a la persona que le atienda y pida que venga un médico inmediatamente a la dirección que usted indique. *Es importante **hacer prácticas** de esta **llamada**, porque cuando se produce una urgencia cualquiera de nosotros puede bloquearse y olvidar el número de urgencias, nuestro propio número de teléfono e incluso nuestra dirección. ¡Pruébelo ahora! Cuando sea el momento de la verdad, **cada segundo cuenta.***

A continuación, ponga rápidamente al paciente boca arriba y con una mano eleve la barbilla mientras que con la otra tire de la frente hacia atrás para estirar el cuello. Esto hace que la mandíbula inferior se mueva hacia adelante y se eleve la lengua y la epiglotis alejándolas de la parte posterior de la garganta y manteniendo abierto el conducto respiratorio. Ahora siga la secuencia de «respiración boca a boca y compresión» que se describe en la figura 98.

Si se dispone de dos personas para llevar a cabo la resucitación cardiopulmonar del paciente, una puede dedicarse a los pulmones y la otra al corazón. Cuando nos encontremos en esta situación, la persona encargada de la respiración boca a boca hace una espiración profunda de algo más de dos segundos y luego se espera mientras que la otra persona efectúa cinco intensas compresiones con una frecuencia aproximada de una cada 2/3 de segundo. Este equipo de dos personas continua este ciclo de 5:1 hasta que llega ayuda médica especializada o bien hasta que el paciente vuelve a respirar y su corazón a latir de nuevo.

Con frecuencia, el corazón parado vuelve a latir después de haber iniciado la RCP, pero esto no ocurrirá si la parada cardiaca se debe a una fibrilación ventricular. En este caso, debe detenerse la fibrilación en primer lugar, con lo que hay que esperar a que llegue el equipo médico de urgencia en respuesta a su llamada telefónica. Generalmente, el equipo médico llegará al cabo de unos minutos para relevarle en la RCP. Si el corazón está fibrilando, los médicos lo pondrán en las mejores condiciones posibles antes de someterlo a una serie de sacudidas de corriente eléctrica con un *desfibrilador* para detener la fibrilación. Luego, el corazón ya desfibrilado puede empezar a latir.

Cuando el corazón vuelve a latir de nuevo, se traslada al paciente a una unidad de cuidados intensivos de un hospital para llevar a cabo a más exámenes que puedan determinar cuál fue la causa de que el corazón se parase y qué puede hacerse para impedir que vuelva a ocurrir.

## DESFIBRILADOR AUTOMÁTICO IMPLANTABLE

Un desfibrilador automático implantable es como un marcapasos, sólo que su batería es mayor y más potente, y su sensado electrónico y mecanismos de puesta en marcha están programados para detectar y tratar la fibrilación ventricular en lugar de la frecuencia cardiaca lenta.

Hace algunos años, se necesitaban dos electrodos para desfibrilar el corazón, y eran tan grandes que se tenía que abrir el tórax para colocarlos en la parte exterior del corazón. Hoy en día sólo se precisa un electrodo, que se ha hecho lo suficientemente pequeño como para que pueda insertarse en una vena —como el de la sonda de un marcapasos – y hacerse llegar a las cavidades de la parte derecha del corazón. El otro extremo de esta sonda especial se inserta en el puerto de conexión del generador de pulsos, y a continuación este equipo se coloca por debajo de la capa grasa de la pared anterior del tórax cerca de debajo de la clavícula en una posición similar a la ocupada por el generador de pulsos más pequeño de un marcapasos.

Desfibrilador automático implantable

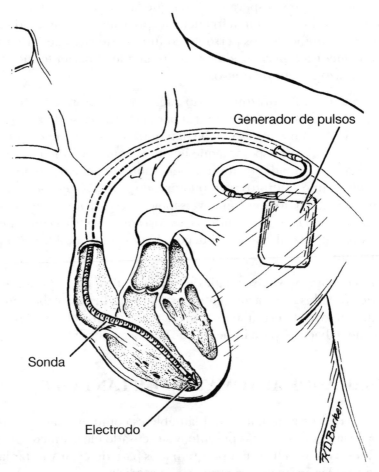

**Figura 99.** El desfibrilador automático implantable controla la actividad eléctrica del corazón, y si se produce fibrilación ventricular, el generador dispara una fuerte descarga eléctrica que sacude el corazón y detiene la fibrilación. Por lo general, el latido cardiaco se recupera rápidamente, pero si no es así, el generador marca el ritmo a los ventrículos como si fuera un marcapasos.

Los desfibriladores automáticos están implantados en la actualidad en cientos de miles de pacientes de todo el mundo que tenían una situación de riesgo elevada de sufrir muerte súbita debido a que sus corazones desarrollaban fibrilación ventricular. Debido a que los ventrículos son las principales cavidades de bombeo del corazón, cuando se detienen o fibrilan la circulación se detiene.

Normalmente, un paciente al que se ha implantado un desfibrilador cuyo corazón se para o fibrila empieza a marearse a los pocos segundos de la parada y en breve caería al suelo inconsciente si no fuera por la activación del electrodo del desfibrilador conectado al corazón. El mecanismo de sensado del equipo diagnostica que algo anda mal y reacciona rápidamente.

Si el corazón se ha parado, el generador de pulsos descarga un impulso eléctrico que marca el ritmo del corazón como un marcapasos convencional. Si el mecanismo de sensado detecta que los ventrículos están fibrilando, el generador de pulsos descarga un impulso eléctrico aún más intenso que detiene la fibrilación.

Después de unos pocos segundos, por lo general, el corazón inmóvil empieza a latir. Pero si no lo hace, el mecanismo de detección así lo reconoce y activa el ciclo de marcapasos.

Con la reaparición de los latidos cardiacos, la circulación empieza a suministrar oxígeno y glucosa al cerebro. A medida que esto sucede, la sensación de desfallecimiento del paciente desaparece. Cuando el corazón late por sí solo a un ritmo adecuado, el desfibrilador vuelve a la posición de «sensado».

No hay ninguna duda que es de esperar que hayan más avances tecnológicos importantes en esta área tan dinámica. Entre los desarrollos recientes se encuentran combinaciones de marcapasos-desfibrilador automático y desfibriladores implantables para fibrilación auricular que afecta a millones de personas. La fibrilación auricular es una patología en la que las contracciones de la aurícula son ineficaces, descoordinadas, irregulares y, por regla general, muy rápidas. Los ventrículos laten de forma irregular, demasiado rápido en algunos pacientes y demasiado despacio en otros. Incluso así, la mayoría de pacientes funciona razonablemente bien aun cuando el gasto cardiaco se haya reducido un 10-20%. El mayor peligro de la fibrilación auricular es la formación de coágulos en la aurícula izquierda con embolización de un fragmento de coágulo a nivel cerebral, provocando un accidente vascular cerebral. Los fármacos anticoagulantes (derivados cumarínicos, como por ejemplo Sintrom) se emplean para impedir que esto suceda.

# TRASPLANTE DE CORAZÓN

El trasplante de corazón se ha convertido en un tratamiento excelente para aquellos pacientes cuyo corazón está agotado y ya no se puede reparar. Sin embargo, el principal factor que limita la utilización de esta intervención es el pequeño número de donantes de corazón que están disponibles. Sólo hay unos miles de donantes cuyo corazón es adecuado para el trasplante que se convierten en disponibles cada año. La demanda es mucho mayor. Decenas de miles de personas mueren por falta de un donante de corazón. Un corazón artificial permanente es una auténtica necesidad.

Los mejores donantes de corazón son los jóvenes con un corazón sano víctimas de accidentes, cuya función cerebral ha sido destruida por múltiples lesiones en la cabeza. Si la familia consiente que los órganos de su ser querido se empleen en beneficio de otros, el cuerpo del donante se mantiene vivo en un respirador durante unos pocos días mientras se verifican emparejamientos de trasplante con receptores potenciales de corazón, pulmón, hígado, riñón, y páncreas que normalmente vivan dentro de un radio de 800 kilómetros de la localidad del donante.

A continuación describiremos de forma específica el trasplante del corazón humano.

Cuando se han hecho todos los preparativos para el trasplante de corazón, el equipo del centro del receptor encargado de obtener el órgano se desplaza a la localidad del donante y extirpa el corazón latiente del donante cerebralmente muerto. El corazón se limpia de sangre y se enfría a 4º C, conservándose a esta temperatura mientras el equipo vuelve al centro del receptor para entregar en el quirófano el corazón frío, pálido y fláccido al equipo de trasplante, donde el receptor está preparado para ser colocado en situación de *bypass* por medio de la máquina de circulación extracorpórea.

Ha llegado el momento: «¡**Adelante!**» El equipo que opera se mueve con rapidez. Ha empezado el *bypass*. Se extirpa el corazón viejo y enfermo del paciente y en el lugar que ocupaba se sutura el corazón nuevo y sano del donante.

Cuando el nuevo corazón se ha colocado y suturado, llega el momento decisivo... se quita la pinza de la aorta del paciente. La pregunta que nos aflora, «¿Latirá el corazón?», está en la mente de todos a medida que la sangre arterial roja y caliente circula por las arterias coronarias y empieza a volver el color, el calor y el funcionamiento al corazón trasplantado.

A medida que la sangre avanza a través de las coronarias, el corazón se vuelve rosado y, a menudo, sin que haya una sacudida eléctrica de repente empieza a latir y restablecer el pulso de la vida.

Trasplante de corazón

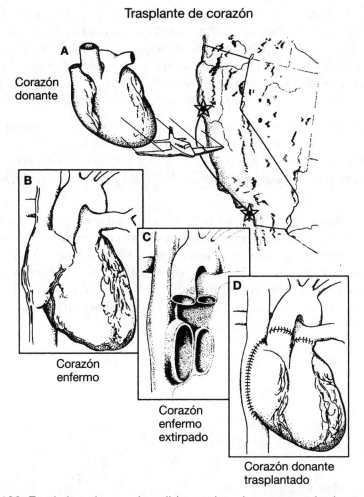

**Figura 100.** En el ejemplo que describimos el equipo encargado de conseguir el corazón se desplaza de Los Ángeles a San Francisco y extirpa el corazón del donante cerebralmente muerto. Este equipo vuelve de nuevo a Los Ángeles y entrega el corazón al equipo encargado del trasplante que está esperando en el quirófano. El equipo de intervención procede entonces rápidamente a colocar al paciente en *bypass* corazón-pulmón, extirpa el corazón estropeado del receptor, y trasplanta en su lugar el corazón sano del donante.

Mientras sucede esto, todos los que están en el quirófano respiran en señal de alivio y dan gracias a Dios por haberse hecho eco de sus silenciosas plegarias.

A medida que el corazón se fortalece, el cirujano se dirige al perfusionista responsable del funcionamiento de la máquina de circulación extracorpórea para que traspase progresivamente el bombeo de la sangre al nuevo corazón. Cuando el nuevo corazón está ya a cargo de todo el trabajo, el paciente, completamente dependiente del corazón trasplantado, empieza una nueva vida con el regalo del donante en el centro de su organismo.

Después que la hemorragia por las heridas ha cesado, el equipo quirúrgico cierra el tórax. Luego, cuando el anestesista está ya satisfecho del estado del paciente, se le traslada a la unidad de cuidados intensivos cardiacos. Al cabo de poco tiempo, el paciente se despierta y el milagro de la vida continúa.

En la actualidad, a cerca del 80% de los pacientes que recibieron un trasplante de corazón hace cinco años les va perfectamente. Hace quince años, estos resultados no eran sino un sueño. La investigación reciente ha hecho posible este avance al descubrir medicamentos más sanos y eficaces que impiden que el sistema inmunitario del paciente rechace el corazón del donante. La investigación que aún queda por hacer hará que los resultados en el futuro sean aún mejores.

# 7

# Reflexiones de tipo espiritual

Es oportuno que terminemos este libro que trata de la estructura física de nuestro complejo organismo haciendo una pausa para reflexionar sobre el aspecto espiritual de nuestra vida eterna. Somos algo más que pura materia; estamos compuestos de cuerpo y alma, y hemos sido creados por Dios para toda la eternidad. Por tanto, es conveniente que busquemos la inspiración para conservar la salud de nuestros cuerpos mortales considerando también la vitalidad de nuestra alma inmortal.

Proponemos que de la misma forma que la fuerza y el vigor son la demostración de una salud física sólida, la paz y la alegría son indicadores de un bienestar espiritual vigoroso. Hoy en día ya no hay ninguna duda de que tal estado espiritual tiene una influencia positiva en nuestra condición física. Dios nos proporciona este estado de regocijo cuando somos útiles a aquellos que nos necesitan ofreciendo nuestros corazones abiertos con un espíritu de amor.

Aunque la mayoría de nosotros nos sentimos bastante a gusto pensando y hablando de la importancia de cuidar nuestro cuerpo, es raro que nos paremos a valorar nuestro estado espiritual. Al no hacerlo, nos limitamos simplemente a existir en lugar de vivir de una forma auténtica. Aunque haya que hacer un esfuerzo mental para detenerse y enfrentarse a este asunto vital, la recompensa bien vale el esfuerzo realizado. El saber reconocer el propósito, valor y destino espiritual de nuestra vida está en juego. Y también nuestra felicidad.

... esta inapreciable paz de la mente, serenidad del alma, y
júbilo del espíritu...

depende de lo que hagamos en respuesta a este reconocimiento.

Una poderosa fuerza de atracción de todas las grandes religiones es la sencillez de los medios que recomiendan para lograr la felicidad... amar al prójimo como a uno mismo. En este contexto la mejor definición de amor quizás sea la de darse libre y voluntariamente para el beneficio del prójimo.

Las principales religiones: Cristianismo, Judaísmo, Hinduismo, Budismo, y el Islam, proclaman de forma distinta, aunque similar, que una vida desprovista de amor está vacía de significado real y felicidad auténtica.

En este contexto, deberíamos contemplarnos a nosotros mismos como miembros de una familia humana universal, aun cuando podamos profesar distintas religiones y vivir lejos unos de otros. Cada uno de nosotros, a su propio y único modo, puede llegar a ser un instrumento cada vez más eficaz del respeto para con la humanidad, siendo útiles a aquellos que necesitan nuestro amor.

A través de la perspectiva de la medicina, como no ocurre en ningún otro campo de la actividad humana, se observa claramente cómo nuestras vidas están limitadas en el tiempo. Y en la medicina, uno queda impresionado por «algo más grande que nosotros» que es el responsable de nuestra existencia humana y de todo lo que nos rodea.

Al escribir este libro y preparar sus ilustraciones, hemos percibido la magia de la esencia espiritual, que está en todos nosotros. Espero que usted también la haya percibido cuando leía este libro.

Nuestro paso por la vida, el grado de felicidad que obtengamos a lo largo de este viaje hacia la eternidad , y lo que encontraremos cuando lleguemos allí estará determinado en gran medida por el camino por el que viajemos en esta vida. ¿Será el camino del odio, la envidia, la avaricia, la ira o el camino menos concurrido del amor, la alegría, la paz y la compasión? La elección es nuestra.

Para conseguir los tesoros inapreciables del gozo y de la paz espiritual, primeramente debemos ver a Dios en el alma de todo ser humano, incluyéndonos nosotros mismos.

La madre Teresa dijo: «No es cuanto hacemos lo que importa, sino cuanto amor ponemos en lo que hacemos lo que cuenta para Dios.» Hacerlo es el desafío fundamental y la auténtica aventura de nuestras vidas. A través de su vida, la Madre Teresa nos invita a vivir nuestras vidas viajando por la carretera del servicio a aquellos que nos necesitan. En este apasionante viaje, nuestros días rebosarán de felicidad. No podemos pedir más.

# 8

# Glosario

*Accidente cerebrovascular (ACV)*. Denominado también *stroke* o ataque cerebral. Los pacientes que han sufrido un ACV muestran disminución de la función cerebral, como por ejemplo incapacidad para mover un lado del cuerpo, sentir, hablar, comprender y muchos otros déficits neurológicos. Los ACV son ocasionados por la obstrucción del riego de sangre arterial a alguna parte del cerebro. Esta obstrucción está generalmente producida por una de las tres circunstancias siguientes:

1. Un *émbolo*: un fragmento de un coágulo, una agregación plaquetaria, una placa arteriosclerótica, u otro tipo de material que se desprende de la pared del corazón o de una arteria y es transportado por la sangre al cerebro donde obstruye una arteria.

2. Un *coágulo* sanguíneo que se forma en una arteria del cerebro.

3. Una *hemorragia* cerebral.

*Aneurisma*. Un segmento arterial que se ha hinchado en forma de globo porque su pared se ha debilitado a causa de una lesión o enfermedad. El abultamiento se produce porque la presión sanguínea dentro del conducto circulatorio ensancha la pared debilitada. Los aneurismas son más frecuentes en la arteria principal del abdomen, la aorta. La pared de un aneurisma de aorta, en general, seguirá ensanchándose hasta que la presión sanguínea en su interior rompa finalmente la pared y provoque una hemorragia masiva.

*Angina de pecho (Angina pectoris)*. Dolor percibido en la pared torácica anterior izquierda debido a un riego insuficiente de sangre oxigenada (arterial) al músculo cardiaco.

*Anticoagulantes*. Fármacos que retrasan la coagulación de la sangre. Cuando se administra en los casos en que un vaso sanguíneo está taponado por un coágulo, los anticoagulantes actúan impidiendo la formación de nuevos coágulos y el aumento de tamaño de los ya existentes, pero no obstante no los disuelven. Los derivados cumarínicos (como por ejemplo, Sintrom) y la heparina son anticoagulantes.

**Antioxidantes.** Sustancias químicas que neutralizan los átomos de oxígeno que han perdido electrones de sus órbitas exteriores. Tales átomos se denominan «oxidados» o «radicales libres de oxígeno». Estos radicales lesionan los tejidos próximos al robarles electrones. Nuevas evidencias sugieren que la forma oxidada del colesterol LDL es la sustancia química que daña la pared arterial.

**Aorta.** La mayor arteria del organismo. Surge en la desembocadura de la parte izquierda del corazón y se arquea por encima del mismo como el mango de un bastón dirigiéndose a la parte posterior e izquierda del tórax. A continuación la aorta desciende a través de la parte posterior del tórax y del abdomen, y va a parar delante de la parte inferior de la columna vertebral. De la aorta surgen muchas ramificaciones que transportan sangre a todo el organismo. Al nivel del ombligo la aorta se divide en las arterias ilíacas comunes derecha e izquierda que siguen bajando para regar su parte de pelvis y la pierna correspondiente.

**Aortograma.** Examen radiológico de la aorta llevado a cabo después de haber inyectado contraste en la sangre que muestra el conducto circulatorio de este gran vaso así como el de sus ramas.

**Arritmia.** Cualquier variación del ritmo normal del latido cardiaco.

**Arteria carótida común.** El término «carótida» proviene del griego «karos» que significa sueño profundo. Estos vasos también fueron así denominados por Galen, un médico de Roma, en el siglo II antes de Cristo, porque al comprimirlos provocaban pérdida de la conciencia. Hay dos arterias carótidas, una a cada lado de la parte anterior del cuello. Ambas se prolongan hacia arriba para dividirse en las proximidades del ángulo de la mandíbula en arterias carótidas interna y externa. La arteria carótida *interna* continúa hacia arriba pasando a través de una abertura en la base del cráneo y regar allí la parte anterior y central de su parte de cerebro. La arteria carótida *externa* continúa hacia arriba por el exterior del cráneo y riega la cara, boca, lengua, oído y cuero cabelludo.

**Arteria femoral común.** La arteria de la ingle que riega de sangre arterial a toda la pierna.

***Arteria ilíaca común.*** La aorta abdominal se divide al nivel del ombligo en dos grandes vasos, que miden unos ocho centímetros de largo cada uno y se denominan arteria ilíaca común derecha e izquierda respectivamente. Ambas arterias se dividen a su vez en dos vasos. Uno, llamado *arteria ilíaca interna,* riega de sangre arterial la mitad correspondiente de la pelvis. El otro, llamado *arteria ilíaca externa,* riega de sangre arterial a la pierna correspondiente.

***Arterias.*** Vasos que transportan sangre desde al corazón. Las arterias pulmonares transportan la sangre no oxigenada bombeada por el ventrículo derecho hasta los pulmones, donde capta oxígeno, libera dióxido de carbono, y se convierte en sangre arterial. Las arterias sistémicas transportan la sangre oxigenada bombeada por el ventrículo izquierdo a las células del organismo donde libera oxígeno, capta dióxido de carbono, y se convierte en sangre venosa. La pared arterial tiene tres capas (íntima –la parte más interna, media –la parte central, y adventicia –la parte más exterior).

***Arterias coronarias.*** Arterias que riegan de sangre arterial al músculo cardiaco y permiten que el ventrículo derecho bombee la sangre venosa a los pulmones y que el ventrículo izquierdo bombee la sangre arterial al organismo. Hay dos arterias coronarias, una derecha y otra izquierda, y ambas se originan en la base de la aorta. Son las primeras ramas de la aorta. Estas dos arterias y su red de ramificaciones se despliegan sobre el corazón formando como una corona, de ahí su nombre: *coronarias.*

***Arteriosclerosis.*** (Conocida también como endurecimiento de las arterias.) Una enfermedad de proporciones epidémicas en los países desarrollados donde provoca más muertes que todos los tipos de cáncer, los accidentes y las infecciones juntos. Se debe en gran medida al hecho de fumar, a la ingestión de demasiadas calorías procedentes de hidratos de carbono bajos en fibra, azúcar refinado, grasas saturadas, y grasas hidrogenadas; a llevar una vida sedentaria, al exceso de peso (obesidad); y a permitir que el estrés controle y distorsione nuestra vida.

En la mayoría de pacientes, esta enfermedad provoca que la parte más interna de la pared arterial aumente de espesor, pierda elasticidad y se endurezca a causa de las placas que se forman por infiltración desde la sangre de colesterol LDL, otras grasas, y cantidades variables de calcio. Las placas con mucha calcificación son duras y aquellas con poca son blandas. Muchas placas blandas desarrollan un núcleo central de líquido espeso, viscoso y graso cubierto por una fina capa de tejido fibroso. Si la capa se rompe este líquido mortífero del núcleo, espeso como el jarabe, se vierte al canal circulatorio donde puede provocar que la sangre se coagule. Esta es la causa más frecuente de ataques al corazón.

La arteriosclerosis hace a menudo que la superficie de circulación arterial pierda su delicado revestimiento de células endoteliales en la medida en que la pared más interna se vuelve rugosa, irregular y ulcerada. Si la circulación de la sangre es más lenta o se vuelve turbulenta, es posible que la superficie de circulación enferma provoque la formación de coágulos que obstruyen el conducto circulatorio y detienen la circulación de la sangre. Ya sea debido a este proceso como por la rotura de una placa blanda con su núcleo de lípidos, el cauce circulatorio puede llegar a obstruirse por la coagulación y provocar ataques al corazón, accidentes vasculares cerebrales, presión arterial elevada, insuficiencia renal, disminución de la capacidad de esfuerzo y amputaciones de miembros.

En un menor número de pacientes, el proceso arteriosclerótico debilita de tal forma la pared arterial, preferentemente la de la aorta en el abdomen, que la presión sanguínea obliga a la pared a abultarse y a formar unos ensanchamientos llamados aneurismas, que pueden llegar a romperse y a provocar una hemorragia de consecuencias fatales.

En la actualidad se sospecha, aunque todavía no está suficientemente demostrado, que la bacteria *Chlamydia Pneumoniae*, así como algunos virus, pueden infectar la pared arterial y ser parte del problema de la arteria «endurecida». La cuestión de qué es lo primero, como el caso del huevo o la gallina, será objeto de gran cantidad de investigación en el futuro.

**Ataque cardiaco.** Patología caracterizada porque parte de la pared cardiaca muere por falta de riego sanguíneo, la mayoría de las veces por una obstrucción (oclusión) de una arteria coronaria debida a la arteriosclerosis y a la formación de un coágulo (trombosis). Las consecuencias de un ataque cardiaco pueden ser leves, moderadas, graves e incluso mortales en función de qué parte del músculo cardiaco y en qué medida haya perdido riego sanguíneo. El paciente que ha sufrido un ataque cardiaco experimentará un dolor torácico intenso, tendrá náuseas, sudará abundantemente, le faltará la respiración, disminuirá la presión sanguínea y, en general, se sentirá muy débil.

**Azúcar refinado.** (Sacarosa $C_{12}H_{22}O_{11}$, páginas 260-261) Un disacárido (hidrato de carbono) sin fibra con sabor dulce que se refina en forma cristalina o de polvo a partir de la caña de azúcar o de la remolacha para endulzar los alimentos.

**Capilares.** Los vasos sanguíneos más minúsculos. Las redes de los capilares conectan las arterias más pequeñas con las venas de menor tamaño. Los capilares serpentean entre las células y alrededor de ellas para proporcionarles lo que deben tener y eliminar lo que no necesitan. La distancia entre cualquier célula y el capilar que la nutre nunca puede ser superior al espesor del cabello más fino.

Los vasos capilares se componen de una sola capa de células endoteliales a través de las cuales el oxígeno, agua, nutrientes y otras sustancias químicas se difunden de la sangre a las células de todo el organismo, mientras que el dióxido de carbono y otros productos de desecho se difunden desde las células a la sangre.

**Cardiólogo.** Médico especializado en el diagnóstico y tratamiento de las enfermedades del corazón. En el pasado los cardiólogos sólo utilizaban medidas como la dieta, los fármacos, el ejercicio físico y el descanso para tratar a sus pacientes. Hoy en día muchos cardiólogos también colocan catéteres –algunos de ellos provistos de dispositivos especiales ajustados a sus extremos (balones inflables, instrumentos de corte, perforadores giratorios, y sondas ultrasonidos)– en las arterias coronarias y en las cavidades del corazón tanto para diagnosticar como para tratar las enfermedades. Asimismo, los cardiólogos colocan con frecuencia sondas provistas de componentes electrónicos en la parte derecha del corazón para que actúen como desfibriladores y como marcapasos.

**Cardiopatía coronaria debida a la arteriosclerosis.** Patología caracterizada por un riego insuficiente de sangre oxigenada al músculo cardiaco debido a que las arterias coronarias se han estrechado o incluso cerrado como consecuencia del endurecimiento y engrosamiento de sus paredes y de la formación de coágulos en sus superficies de circulación (trombosis coronaria). Esta formación de coágulos se da con mayor frecuencia como consecuencia de la rotura del núcleo de lípidos de las placas blandas que liberan sus contenidos grasos en el lumen y provocan que la sangre cuaje, es decir se coagule (figura 33, página 83). Si la arteria se cierra bruscamente la persona afectada puede «morir de repente».

La trombosis coronaria también se produce como consecuencia de la agregación plaquetaria y la formación de fibrina en las superficies arterioscleróticas rugosas e irregulares que han perdido su revestimiento de células endoteliales (figura 34, página 84).

Los pacientes afectados por cardiopatía coronaria experimentan a menudo dolor en la parte izquierda de la parte anterior del pecho cuando hacen ejercicio o sufren una emoción intensa. Si usted tiene este síntoma (angina), consulte a su médico cuanto antes.

*Circulación colateral.* Sangre que circula en pequeñas ramificaciones que surgen por encima de una obstrucción y que se conectan con los pequeños vasos que se originan debajo de la misma. La sangre circula a través de estos vasos hasta la arteria principal situada debajo de la obstrucción, o hace otras conexiones, que riegan los tejidos corriente abajo, en la medida de lo posible. Estos vasos comunicantes se llaman *vasos colaterales* y la sangre que circula a través de ellos se llama *circulación colateral.*

*Cirugía a corazón abierto.* Cirugía llevada a cabo en el corazón abierto bajo visión directa.

*Cirugía de bypass coronario.* Intervención quirúrgica que lleva consigo la implantación de un injerto que transporta sangre arterial desde una arteria del exterior del corazón hasta las arterias coronarias abiertas más allá de la zona de obstrucción presente en estos vasos. Este nuevo riego de sangre arterial sobrepasa los puntos de obstrucción y proporciona oxígeno, agua, nutrientes, y otras sustancias químicas a los tejidos que habían sido privados de ello.

Las venas superficiales de las piernas se utilizan con frecuencia como injertos para la cirugía de *bypass* aorto-coronaria (CBAC). Estos injertos se unen por un extremo a las aberturas hechas en la mayor arteria del organismo (la aorta ascendente) y por el otro a las aberturas llevadas a cabo en las arterias coronarias más allá de la zona de obstrucción.

Las pequeñas arterias también pueden utilizarse como injertos para la CBAC. Las más frecuentemente utilizadas son las dos *arterias mamarias internas* que circulan una a cada lado del esternón. El extremo superior de un injerto mamario normalmente se ajusta a la arteria que va al brazo de donde se origina. El extremo inferior del injerto arterial mamario se une a la abertura realizada en una arteria coronaria más allá del punto de obstrucción.

*Cirugía endovascular.* Especialidad quirúrgica reciente que se diferencia de la cirugía vascular abierta por la forma en que el cirujano llega al vaso dañado. El cirujano endovascular llega a la arteria dañada a través del conducto circulatorio, mientras que en la cirugía vascular abierta el cirujano hace incisiones y pone la arteria al descubierto cortando a través de los tejidos que la cubren. A continuación, el cirujano vascular o implanta un injerto para sobrepasar la zona de obstrucción, o abre el vaso y elimina la obstrucción, o implanta un injerto para reparar el daño causado por un aneurisma.

En el caso de la cirugía endovascular, el cirujano llega a la arteria obstruida o al aneurisma desde dentro, es decir, a través del conducto circulatorio, por medio de catéteres (tubos largos, delgados, huecos). Las obstrucciones existentes en el canal circulatorio se eliminan por medio de dispositivos que se acoplan al extremo más distante de los catéteres. Los catéteres que incorporan injertos se utilizan para implantar los injertos dentro de los aneurismas y para acoplarlos a la pared arterial /aórtica estable situada por encima y por debajo del aneurisma.

El cirujano endovascular hace pasar estos catéteres por las guías hasta dentro de las arterias que hay que tratar. Este nuevo tipo de cirujano, con la orientación que le proporciona la visualización continua por rayos X, hace avanzar las guías, los catéteres, los dispositivos de funcionamiento, y los injertos hasta la localización adecuada, con frecuencia distante, como la aorta o las arterias coronarias, donde lleva a cabo la intervención endovascular.

*Claudicación intermitente.* Dolor y calambres que aparecen en los músculos de las extremidades inferiores después de realizar niveles variables de ejercicio físico, debido a un riego sanguíneo insuficiente de sangre arterial. Los músculos más frecuentemente afectados son los de la pantorrilla. Cuanto más restringido esté el riego sanguíneo, menor será la distancia que una persona podrá andar antes de que el dolor y los calambres en los músculos privados de riego fuercen a que el individuo se detenga y se tome un descanso. El dolor de la claudicación es intermitente porque se favorece con el ejercicio y se alivia con el descanso. La causa más frecuente de esta patología es la forma obstructiva de la arteriosclerosis.

El músculo en descanso tiene un riego de sangre arterial adecuado a sus necesidades y no experimenta dolor. Sin embargo, cuando el músculo está en actividad se crea un riego sanguíneo insuficiente porque la arteria obstruida que lo riega no puede suministrar la sangre suficiente cuando se realiza ejercicio. Este riego sanguíneo insuficiente provoca la acumulación de ácido láctico en los tejidos lo que produce el dolor. «Claudicación» viene del latín y significa «cojera».

*Colesterol.* Sustancia parecida a la grasa ($C_{25}$ $H_{47}$ OH) utilizada por el organismo para fabricar las paredes que cubren las células, las hormonas sexuales masculinas y femeninas, y las hormonas segregadas por la parte exterior (el córtex) de la glándula suprarrenal que controla la química vital del estrés, minerales, azúcar y agua.

El colesterol es transportado en la sangre en una de las tres formas siguientes: lipoproteína de alta densidad (HDL), lipoproteína de baja densidad (LDL), y lipoproteína de muy baja densidad (VLDL). Las concentraciones elevadas de LDL, junto a bajas concentraciones de HDL, y a niveles elevados de triglicéridos que se encuentran en las VLDL predisponen a la aparición y desarrollo de la arteriosclerosis. Las VLDL y las LDL favorecen la arteriosclerosis al aumentar la liberación de colesterol en la parte interna de la pared arterial. Las HDL nos protegen de la arteriosclerosis transportando LDL al hígado que lo excreta en la bilis. Ello hace que disminuya el nivel de colesterol LDL en sangre y también elimina cierta cantidad de la pared arterial.

Las grasas saturadas y las grasas hidrogenadas elevan los niveles de colesterol LDL en la sangre, básicamente porque bloquean los receptores para las LDL en el hígado y en otras células. El exceso de hidratos de carbono y proteínas también eleva los niveles de LDL porque se transforman en grasas saturadas que a su vez bloquean más receptores.

En general, el colesterol LDL empieza a infiltrarse en la pared interna de nuestras arterias cuando el nivel en sangre se sitúa por encima de 130mg/dl. Esta es la razón por qué es tan importante: (1) mantener nuestro peso controlado; y (2) no permitir que las calorías de las grasas saturadas y las grasas hidrogenadas incorporados a nuestra dieta superen el 10% de las calorías diarias totales consumidas. El colesterol LDL es perjudicial solamente si llega a niveles demasiado elevados. En cierto modo es como el agua. Podemos morir de deshidratación si no disponemos de la suficiente, pero también podemos ahogarnos en ella si tenemos demasiada. Necesitamos la cantidad adecuada. Con el colesterol LDL ocurre lo mismo. Un nivel por debajo de 100mg/dl es lo ideal.

*Dióxido de carbono ($CO_2$).* Este compuesto se forma en las células cuando el oxígeno se combina con los carbonos de la glucosa y de las grasas y libera energía. El dióxido de carbono pasa de las células a la sangre venosa que lo transporta hasta los pulmones. En los pulmones, el dióxido de carbono se propaga por los alvéolos, desde donde se espira al exterior.

*Émbolo.* Material que se desprende del corazón o de un vaso sanguíneo –como por ejemplo un fragmento de un agregado plaquetario, una parte de un coágulo, o una partícula de un depósito arteriosclerótico– y es transportado por la sangre hasta que llega a un vaso que es demasiado pequeño para que el émbolo pase a través de él. El émbolo tapona el vaso en este punto y obstruye la circulación de la sangre a los tejidos.

*Enfermedad vascular periférica.* Término que, en su sentido más amplio, se refiere a las enfermedades de cualquiera de los vasos sanguíneos, excepto el corazón, y de los vasos linfáticos.

*Esclerosis.* «Endurecimiento», al igual que la expresión «arteriosclerosis», indica que la pared arterial se ha vuelto dura.

*Estilo de vida.* La forma de vida característica de una persona, incluyendo el entorno de su hogar, dieta, ocupación, actividades de ocio, hábitos de ejercicio físico, así como fumar, beber y hábitos de sueño.

*Factores de riesgo.* Circunstancias que predisponen al desarrollo de determinadas enfermedades. Por ejemplo, los siguientes hábitos y condiciones son factores de riesgo de un ataque cardíaco:

- Fumar.
- Alimentarse sobre la base de una dieta pobre en fibra y rica en azúcar refinado, grasas saturadas, grasas hidrogenadas y calorías.
- Llevar una vida sedentaria.
- Tener un exceso de peso significativo (obesidad).
- Experimentar un acusado grado de estrés.
- Tener antecedentes familiares de enfermedades del corazón.
- Poseer plaquetas adhesivas, fibrinógeno elevado, niveles bajos de colesterol HDL y elevados de colesterol LDL y triglicéridos, y/o niveles elevados de homocisteína.
- Tener la presión arterial alta, diabetes, gota, y/o función tiroidea disminuida.

**Fibra.** (Hidratos de carbono, páginas 260-261). La parte de los alimentos vegetales que nuestro organismo no puede digerir. Hay dos tipos básicos de fibra: soluble e insoluble. La fibra insoluble ayuda a que el sistema digestivo funcione sin contratiempos y evita el estreñimiento. La fibra soluble disminuye la absorción de colesterol por los intestinos. La fibra insoluble a la que se denomina celulósica, incluye la parte «leñosa» de los vegetales, como por ejemplo, la piel de la fruta y los vegetales así como la capa exterior de los cereales y de los granos de arroz.

La fibra soluble se disuelve y espesa en agua formando geles. Las judías, la cebada, el brécol y las frutas cítricas son una fuente abundante de fibra soluble.

La fibra se encuentra solamente en los hidratos de carbono complejos. Tanto si la fibra es soluble como insoluble, los hidratos de carbono que están cubiertos por sus componentes naturales de fibra protectora, son digeridos y absorbidos más lentamente que cuando la fibra se ha eliminado a través de procesos de refinado. Un contenido elevado en fibra disminuye la digestión de los hidratos de carbono complejos y disminuye la carga de glucosa en las células islotes del páncreas. Esto hace que disminuya la demanda de insulina y la tendencia a que se desarrolle la diabetes característica de los adultos.

Esta es la razón por la que la mayoría de calorías de hidratos de carbono deberían provenir de fuentes ricas en fibra, como por ejemplo frutas y vegetales frescos, legumbres (guisantes, judías, y lentejas); pan integral, cereales, pastas y arroz integral. La **dieta para una vida mejor** es rica en fibra.

Esta también es la razón por la que deberíamos reducir de forma notable la ingestión de calorías procedentes de hidratos de carbono complejos elaborados (como por ejemplo, pan, puré de patatas, patatas fritas –que además tienen demasiada grasa– y arroz) ya que éstos han perdido la mayor parte de su fibra. El azúcar refinado (principalmente sacarosa), un hidrato de carbono disácarido sin fibra ($C_{12} H_{22} O_{11}$), se combina rápidamente en los intestinos con agua y se convierte en glucosa y fructosa (ambos son monosacáridos $C_6 H_{12} O_6$) más rápidamente de lo que ocurre incluso con los alimentos pobres en fibra (página 136). Por esta razón, el azúcar refinado debería restringirse drásticamente en nuestra dieta porque es perjudicial para la salud.

La fibra también es estimable porque contiene muchos minerales, fitoquímicos (sustancias químicas de origen vegetal) y vitaminas.

*Fibrina.* Una proteína elástica, filamentosa que se forma a partir del fibrinógeno, una proteína de la sangre. Las moléculas de fibrina se pegan unas a otras para formar un compuesto insoluble, que forma la parte esencial o núcleo de un coágulo sanguíneo.

*Grasas.* (Triglicéridos.) Moléculas que se componen de tres ácidos grasos unidos químicamente a un alcohol con una cadena de tres carbonos llamado glicerol. Todas las grasas contienen mezclas de diferentes tipos de ácidos grasos. Los ácidos grasos se componen de cadenas lineales de átomos de carbono con átomos de hidrógeno unidos a ellos. El 95% de la grasa almacenada en las células grasas del tejido adiposo lo es en forma de triglicéridos. Las células adiposas tienen una enorme capacidad de almacenar grasa.

Las grasas pueden clasificarse como saturadas y no saturadas. Un ácido graso saturado no tiene doble unión carbono = carbono; todos los puntos de unión están ocupados por átomos de hidrógeno. Los ácidos grasos no saturados contienen una o más uniones carbono = carbono. Si un ácido graso tiene una única doble unión, se le denomina monoinsaturado. Si tiene dos o más, entonces es poliinsaturado.

Las grasas saturadas, excepto las del aceite de palma y de coco, son sólidas a la temperatura ambiente, mientras que las grasas no saturadas (aceites) son líquidas. Ambas variedades son insolubles en agua. El organismo utiliza muchos ácidos grasos y puede producirlos todos excepto dos, el linoleico y el alfa linoleico, que son polinsaturados y deben formar parte de nuestra dieta. Debido a ello, se les denomina «esenciales». El ácido linoleico tiene una doble unión entre los carbonos 6 y 7 (omega-6). El ácido alfa linoleico tiene una doble unión entre los carbonos 3 y 4 (omega-3). La proporción idónea de ácidos omega-6 respecto a los omega-3 es alrededor de 4:1, o incluso más baja. En la dieta americana promedio la proporción es mucho más alta, del orden de un desfavorable 20:1 o incluso más.

Cada tipo de grasa o aceite es una combinación única de ácidos grasos saturados, monoinsaturados, y polinsaturados omega-6 (linoleicos) y omega-3 (alfa linoleicos). Los aceites de oliva, canola, aguacate y cacahuete son básicamente monoinsaturados y nos protegen de la arteriosclerosis. Los aceites que contienen ácidos grasos omega-3 alfa linoleicos (ordenados de más a menos) se muestran a continuación en forma de escalera:

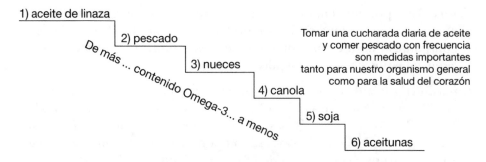

1) aceite de linaza

2) pescado

De más ... contenido Omega-3... a menos

3) nueces

4) canola

5) soja

6) aceitunas

Tomar una cucharada diaria de aceite y comer pescado con frecuencia son medidas importantes tanto para nuestro organismo general como para la salud del corazón

Aunque todos protegen frente a la arteriosclerosis y dificultan la formación de coágulos, los aceites de linaza y de pescado son los más protectores.

Las dietas ricas en grasas saturadas y grasas hidrogenadas hacen que aumente el nivel en sangre del colesterol a base de lipoproteínas de baja densidad (LDL). Esto ocurre así debido a que las grasas saturadas y las grasas hidrogenadas hacen disminuir la actividad de los receptores LDL, que es el mecanismo principal a través del cual las células del organismo, fundamentalmente aquellas ubicadas en el hígado, eliminan el colesterol LDL de la corriente sanguínea.

Las fuentes principales de grasas saturadas son las carnes grasas, el pollo y otra volatería con piel (la piel contiene casi toda la grasa), la leche sin desnatar, los quesos, la mantequilla, la nata, los helados, los dulces, los pasteles, las tartas, y la mayoría de los demás postres.

Las fuentes principales de ácidos grasas hidrogenadas (páginas 139 y 260) son los aceites vegetales polinsaturados hidrogenados o parcialmente hidrogenados. Entre ellos se encuentran los aceites refinados de soja y canola que se utilizan en la fabricación de margarina, especialmente los de mayor graduación, y productos tales como muchos tipos de bizcochos, galletas, pasteles, dulces, donuts, tartas y otros tipos de bollería.

La hidrogenación incorpora hidrógeno y convierte las grasas (aceites) no saturadas líquidas en grasas sólidas más saturadas. Tenga cuidado si en la etiqueta se lee «hidrogenación» al grado que sea. Recientemente las autoridades sanitarias han aprobado dos tipos de margarina muy caras que han sido tratadas con esteroles vegetales para eliminar la mayor parte de las grasas hidrogenadas que se encuentran en este tipo de productos. No obstante aún se deben llevar a cabo investigaciones adicionales para poder establecer su auténtica aportación.

Los fosfolípidos, un tipo especial de grasa que contiene fósforo, es el principal componente de las paredes de los 100 billones de células que componen nuestro organismo. Si estas membranas se disolvieran en agua, moriríamos al cabo de pocos segundos. Exclusivamente desde esta perspectiva, la grasa es una parte esencial de nuestra dieta y de nuestro organismo. Asimismo, nuestro cerebro es grasa en un 60%. Sin embargo, debemos ser selectivos en qué tipos de grasas comemos. Las grasas saturadas y las grasas hidrogenadas pueden dañar nuestras arterias y debemos restringirlas rigurosamente.

Las grasas protectoras (no saturadas) como las que se han mencionado (página 257) no sólo son saludables, sino que además añaden sabor y placer a nuestras comidas. No obstante, son una fuente tan rica en calorías (9 calorías/gramo) que deben tomarse con moderación para mantener el equilibrio de nuestra dieta. Si no comemos a lo largo de doce a dieciocho horas o corremos muchos kilómetros, nuestra fuente de energía principal se desplaza de la glucosa a los ácidos grasos a medida que nuestros depósitos de glucógeno (forma en que se almacena la glucosa) se consumen con rapidez (páginas 260-261).

*Grasas hidrogenadas.* (Grasas, páginas 257-259.) Forma modificada de los aceites vegetales obtenida a través del proceso de hidrogenación que incorpora átomos de carbono a las cadenas de carbono no saturadas que convierte estos aceites líquidos en sólidos blandos a temperatura ambiente. Estas cadenas hidrogenadas se parecen a las de las grasas saturadas y se denominan grasas hidrogenas. Ejemplos de tales modificaciones se encuentran en la conversión de los aceite de soja y de canola en sólidos blandos cuando se fabrica margarina, y la del aceite de cacahuete cuando se fabrica mantequilla de cacahuete. Estos aceites modificados son todavía más peligrosos para el corazón que las propias grasas saturadas.

*Hemoglobina.* Esta proteína de los glóbulos rojos que contiene hierro se combina con el oxígeno en los pulmones y forma un compuesto de color rojo brillante llamado *oxihemoglobina*. La sangre arterial transporta la oxihemoglobina a los tejidos donde suministra oxígeno a las células para que puedan sobrevivir. Después de liberar el oxígeno, la hemoglobina se vuelve de color rojo borgoña oscuro y se denomina *hemoglobina reducida*. Cuanto más oxígeno libera la sangre, más oscura (más negruzca) se vuelve.

El cambio de color de la hemoglobina en los capilares pulmonares hace que la sangre de las venas pulmonares y de las arterias sistémicas tenga un color rojo brillante, y el cambio de color de la hemoglobina en los capilares sistémicos hace que la sangre de las venas sistémicas y de las arterias pulmonares sea de color rojo oscuro.

**Hemorragia.** Pérdida de sangre de un vaso sanguíneo. En una hemorragia externa, la sangre sale del organismo. En una hemorragia interna, la pérdida de sangre tiene lugar dentro de una cavidad del organismo o en los tejidos que rodean el vaso sanguíneo en cuestión.

**Hidratos de carbono** (alimentos vegetales, fibra, ver también página 256). Compuestos orgánicos a base de carbono, hidrógeno y oxígeno, normalmente en una proporción de 1:2:1. La mayoría de estos compuestos son polisacáridos denominados hidratos de carbono complejos. Se descomponen en los intestinos por la acción de los enzimas digestivos en glucosa monosacárida ($C_6H_{12}O_6$) –un azúcar simple– que es absorbido por la sangre y transportado a las células donde se utiliza para producir energía. La sacarosa ($C_{12}H_{22}O_{11}$) –azúcar de mesa– (obtenida a partir de la caña de azúcar y de la remolacha) es un disacárido que rápidamente se descompone en glucosa y fructosa al añadirle agua («hidrólisis»). En el hígado la fructosa se convierte en glucosa. Las células del cerebro y las de la retina sólo pueden utilizar glucosa como fuente de energía; otras células también pueden utilizar ácidos grasos.

El exceso de glucosa en las plantas y en los animales se almacena de la misma forma ($C_6H_{10}O_5$)x, denominado almidón en las plantas y glucógeno en los animales. La *insulina,* una hormona segregada por el páncreas como respuesta al aumento de los niveles de glucosa en sangre, permite a las células utilizar glucosa para producir energía y convertir el exceso de glucosa en glucógeno, el cual se almacena una tercera parte en el hígado y dos terceras partes en los músculos. Todo el organismo puede llegar a almacenar algo menos de medio kilo glucógeno. Por encima de este nivel, la glucosa se convierte rápidamente en grasa saturada que se deposita en las células grasas del tejido adiposo de todo el organismo. Los niveles elevados de insulina bloquean la utilización de grasa para producir energía. Cuando los niveles de glucosa descienden al ayunar o al hacer ejercicio físico, el aumento de *glucagon,* otra hormona segregada por el páncreas, convierte a su vez el glucógeno en glucosa. Cuando se ha utilizado todo el glucógeno disponible, la glucosa en sangre desciende y los niveles de insulina disminuyen. Esto permite entonces que la grasa pueda utilizarse para producir energía.

**Infarto.** Hace referencia a una zona de tejido que ha muerto como consecuencia de la ausencia de riego sanguíneo. Un «infarto de miocardio» es una área de músculo cardiaco muerto debido al detenimiento del flujo sanguíneo como consecuencia de la obstrucción de la arteria coronaria que la regaba.

**Isquemia.** Patología en la que se da un riego insuficiente de sangre arterial a alguna parte del organismo debido a la obstrucción de la arteria que la riega y/o un bombeo insuficiente de sangre por el corazón.

**Lumen (canal).** El conducto interior de un órgano tubular. El lumen vascular es el conducto por el que circula la sangre en el interior de un vaso sanguíneo.

**Metabolismo.** Un término general que expresa todos los cambios químicos que tienen lugar en el organismo.

**Oclusión de un vaso sanguíneo.** El cierre u obturación del lumen de un vaso sanguíneo (conducto circulatorio).

**Osteoporosis.** Patología que absorbe la estructura ósea y debilita el esqueleto, con la consiguiente propensión a sufrir fracturas, especialmente de cadera y de columna.

**Paro cardiaco y fibrilación ventricular.** El paro cardiaco significa que el corazón deja de latir de repente y se queda inmóvil. La fibrilación ventricular también significa que el corazón deja de latir de repente, pero en este caso no permanece quieto. Por el contrario, al principio se agita enérgicamente. Luego, cuando el suministro de oxígeno y nutrientes se agota rápidamente, se mueve cada vez menos hasta que el cabo de unos pocos minutos se para completamente y permanece inmóvil en un estado de dilatación y flaccidez.

En ambas situaciones, no se bombea sangre, y la presión sanguínea cae bruscamente hasta cero. A menos que pueda restablecerse la circulación en un plazo de unos *cuatro minutos*, las células cerebrales estarán ya *irremisiblemente dañadas* por la ausencia de oxígeno. La Resucitación Cardiopulmonar (RCP) debe iniciarse antes de que esto ocurra. Para sacarlo de la situación de paro el corazón debe ser sacudido por la corriente eléctrica de un aparato denominado desfibrilador. Aplicando la RCP de forma continuada, se conseguirá generalmente que tanto en el caso de un paro como en el de una fibrilación ventricular el corazón vuelva a latir por sí mismo.

**Placa.** Formación arteriosclerótica en la parte interna de la pared arterial provocada por la infiltración de colesterol LDL y otras grasas. La placa puede ser dura si se deposita mucho calcio dentro o alrededor de ella, o blanda si se deposita poco. Las placas blandas a menudo desarrollan un núcleo de lípidos que puede romperse y hacer que la sangre coagule.

**Plasma.** La parte de la sangre no coagulada sin células; el suero es el líquido que queda después de que se formen coágulos.

**Plaquetas.** Minúsculas partículas desprendidas de una gran célula de la médula ósea denominada megacariocito. Estos fragmentos flotan a lo largo de la parte más exterior de la corriente sanguínea siempre preparados para iniciar la formación de un coágulo que tapone las brechas que puedan producirse en las paredes de los vasos sanguíneos. Las plaquetas también pueden formar coágulos dañinos (figuras 33, 34 en páginas 83 y 84).

Además de su papel esencial en el proceso de coagulación, las plaquetas contienen muchos factores de crecimiento que favorecen la curación de las heridas. Las plaquetas viven durante un período de diez días después de que hayan sido arrojadas a la corriente sanguínea procedentes de la médula ósea. Cada segundo se destruyen de millón a millón y medio de plaquetas que son reemplazadas por otras tantas nuevas. Mientras que un número excesivamente bajo de plaquetas puede provocar una hemorragia mortal, un número demasiado elevado puede ocasionar la formación de coágulos también

**Presión arterial elevada (hipertensión).** Elevación mantenida o intermitente de la presión sanguínea por encima del rango normal (140/90). La presión sanguínea elevada no controlada y crónica exige un esfuerzo excesivo al corazón; daña las arterias; y da lugar a un mayor riesgo de sufrir un ataque cardiaco, insuficiencia cardiaca, accidente vascular cerebral, insuficiencia renal, ceguera, así como de hemorragia por ruptura de un aneurisma.

**Presión sanguínea-arterial (sistémica).** La fuerza que la sangre circulante ejerce sobre la pared arterial. Se miden dos tipos de presión:

La *presión sistólica.* Es la presión más alta que se da en las arterias cuando el corazón se contrae y bombea la sangre arterial a la aorta.

La *presión diastólica.* Es la presión más baja que se da en las arterias cuando el corazón se llena de sangre antes del siguiente latido.

*Proteínas.* Moléculas grandes, complejas compuestas de largas cadenas de combinaciones de aminoácidos unidas tridimensionalmente. Los aminoácidos son moléculas compuestas de cuatro unidades químicas unidas a un solo átomo de carbono: un grupo amino (NH2), un átomo de hidrógeno (H), un grupo ácido carboxílico , y un grupo lateral que contiene varias combinaciones de carbono, hidrógeno, nitrógeno (N), y en ocasiones azufre (S). Son los grupos laterales los que distinguen los veinte distintos aminoácidos que nuestro organismo debe tener.

De estos veinte aminoácidos, nueve no puede fabricarlos el propio organismo y deben obtenerse a través de los alimentos que tomamos. Estos aminoácidos, que debemos incorporar pero que no podemos fabricar, se denominan aminoácidos *esenciales.*

Muchas estructuras vitales del interior de nuestras células están hechas a base de proteínas. Por ejemplo, los ribosomas que fabrican proteínas, y las mitocondrias que producen energía están compuestos de proteínas. Los enzimas que controlan las reacciones químicas que tienen lugar en nuestro organismo son proteínas. La hemoglobina de los glóbulos rojos que transporta el oxígeno vital para el organismo es una proteína. Nuestros músculos son proteínas. Los rasgos distintivos de nuestra superficie externa (ojos, oídos, nariz, piel y uñas) están hechos de proteínas.

Tal como se ha comentado anteriormente, la obesidad puede traer muchos problemas médicos graves. Por otra parte, estar demasiado delgado también es peligroso. Si las personas que están muy delgadas no pueden comer por alguna razón, la necesaria producción de energía consume progresivamente sus reducidos músculos puesto que no tienen reservas de grasa o de glucógeno.

Sin duda, las proteínas son fundamentales para la vida. Además, proporcionan sabor y placer a nuestras comidas. Las proteínas se obtienen sobre todo del pescado, de las aves de corral sin piel, de los huevos, guisantes, judías, lentejas, nueces, semillas, productos lácteos no grasos o bajos en grasa, y de la carne con bajo contenido graso, como por ejemplo la carne magra de vaca, de cordero, y la parte central del lomo o chuleta de cerdo.

*Pulso.* Dilatación de una arteria que puede palparse con un dedo cuando el corazón se contrae (sístole) y bombea la sangre al exterior en la aorta y sus ramas.

***Resucitación Cardiopulmonar (RCP).*** Medida de urgencia para conservar la vida cuando el corazón se para. Consiste en forzar la entrada de aire en los pulmones por medio de la respiración boca a boca (o con una bolsa de respiración si hay alguna a mano) en una secuencia que se alterna con el empuje hacia adentro de la parte inferior del esternón contra el corazón para restablecer la circulación de la sangre. Esta secuencia de «respiración y compresión» impulsa la sangre venosa de retorno del organismo a los pulmones a través del lado derecho del corazón, donde gana oxígeno y pierde dióxido de carbono. La RCP impulsa esta sangre, ahora arterial, a la parte izquierda del corazón a través de las venas pulmonares, y a continuación a todas las células del organismo.

***Sangre arterial.*** La que circula por el sistema arterial, cavidades izquierdas del corazón (aurícula y ventrículo) y venas pulmonares. Se caracteriza por la elevada saturación de oxígeno de la hemoglobina (oxihemoglobina).

***Sangre venosa.*** La que circula por el sistema venoso, cavidades derechas del corazón (aurícula y ventrículo) y arterias pulmonares. Se caracteriza por un bajo contenido en oxígeno.

***Síndrome X.*** Patología que afecta a un número creciente de personas identificadas por la triada química de niveles bajos de colesterol LDL, niveles elevados de triglicéridos y una sensibilidad disminuida a niveles elevados de insulina en sangre. Esta tríada está asociada a una fuerte tendencia al desarrollo de obesidad, hipertensión y diabetes tipo II del adulto. La **dieta para una vida mejor** y el **programa de ejercicio físico** son ideales para corregir este trastorno de naturaleza química.

***Soplo.*** El sonido generado por la sangre al formar torbellinos en el interior del corazón o las arterias. Esta turbulencia tiene lugar cuando la sangre sale bruscamente a chorros de un canal circulatorio estrecho a otro más ancho.

***Stent.*** Tubo diseñado para ser insertado en un conducto para mantenerlo abierto. Los stents se insertan en las arterias coronarias estrechadas para mantenerlas abiertas después de haber llevado a cabo una angioplastia de balón.

***Triglicéridos.*** (Grasas, páginas 257-259).

***Vena safena.*** La vena safena mayor, la más larga de nuestro organismo, circula justo debajo la piel a lo largo de la pierna, del tobillo hasta la ingle, y allí penetra en profundidad para unirse a la vena principal (la femoral común) a dicho nivel. Las propias venas safenas del paciente se utilizan frecuentemente como injertos para sobrepasar las obstrucciones de las arterias coronarias del corazón y de las arterias de las piernas.

**Venas.** Vasos que transportan la sangre de retorno al corazón. Las venas sistémicas transportan la sangre desoxigenada desde el organismo al lado derecho del corazón. Las venas pulmonares transportan la sangre arterial recién oxigenada de los pulmones al lado izquierdo del corazón.

Las venas tienen unas paredes mucho más delgadas que las arterias y en ellas no se dan las modificaciones que producen la arteriosclerosis. Sin embargo, al igual que las arterias, sus paredes también tienen tres capas (íntima... parte más interna, media –parte central, y adventicia– parte más externa).

# Revisión de preguntas para ayudarle a ayudar a otras personas a vencer las enfermedades del corazón

**(Las respuestas se encuentran en las páginas señaladas)**

1. ¿Si usted fuera Dios cómo diseñaría el cuerpo humano? **23-265**

2. ¿Cuál es el concepto de órgano frontera de intercambio con el exterior? **52-56**

3. ¿Cuáles son las tres partes principales del sistema cardiovascular? **35, 36, 58-73**

4. ¿Qué hace que la sangre de las arterias sistémicas sea de color rojo brillante y la de las venas sistémicas de color rojo oscuro ? **58, 59, 259**

5. ¿Qué tienen que ver las plaquetas y el fibrinógeno con la coagulación sanguínea? **77-80**

6. ¿Es lo mismo «endurecimiento de las arterias» que «arteriosclerosis»? **23, 80**

7. ¿Es cierto que el endurecimiento de las arterias y la formación de coágulos causan la muerte a más personas que el cáncer, los accidentes y las infecciones juntos? **24**

8. ¿Cuáles son las dos principales complicaciones de la arteriosclerosis? **85, 86, 89-91**

9. ¿Dónde se producen más frecuentemente las obstrucciones arteriales? **95**

10. ¿Dónde se desarrollan los aneurismas con mayor frecuencia? **89-91, 112-116**

11. ¿Qué es la «angina»? **97**

12. ¿Qué son las placas duras y las placas blandas? **81-84**

13. ¿Qué es un ataque al corazón? **97, 250**

14. ¿Cuál es la causa más frecuente de un ataque al corazón? **80-83**

15. ¿Cuáles son los factores de riesgo de estilo de vida asociados al desarrollo de la arteriosclerosis y a la formación de coágulos? **119**

16. ¿Cuáles son los signos de un ataque al corazón (**97-98**), de un accidente isquémico transitorio (AIT) (**105**), de un accidente vascular cerebral (**101**), de un riñón que carece del adecuado riego sanguíneo (**108-110**), y de una pierna que no tiene el riego sanguíneo suficiente (**110-112**)?

17. ¿Cómo se diagnostica un aneurisma? **112-116**

18. ¿Cómo se puede prevenir el 90% de muertes prematuras debidas a enfermedades cardiovasculares? **117-183, 185-229, 233, 242**

19. ¿Porqué en una consideración a largo plazo, los grandes fumadores mueren, en promedio, de seis a ocho años antes que los no fumadores? **119-122, 123**

20. ¿Qué es un «hidrato de carbono» (**260**), una «grasa» (**257-259**), y una «proteína» (**265**)?

21. ¿Cuál es la diferencia entre colesterol HDL y colesterol LDL? **81, 82, 254**

22. ¿Por qué debe restringirse de forma rigurosa el consumo de grasas saturadas y de grasas hidrogenadas? **135-138, 254, 257-259**

23. ¿Por qué debe restringirse drásticamente el consumo de hidratos de carbono bajos en fibra y de azúcares refinados? **119, 136-138, 141, 142, 149, 150, 256, 260**

24. ¿Qué es la «fibra»? **256**

25. ¿Por qué los hidratos de carbono ricos en fibra son saludables pero no así los hidratos de carbono pobres en fibra? **137, 138, 142, 260**

26. ¿De dónde proviene el 90% de la sal de nuestra dieta? **182**

27. ¿Cómo provoca diabetes una dieta rica en hidratos de carbono complejos bajos en fibra y en azúcar refinado? **138, 141, 260**

28. ¿Qué es lo malo de la «Dieta americana estándar»? **136**

29. ¿Cuáles son los siete objetivos de la **dieta para una vida mejor**? **140-143**